Imre Kusztrich

Kartoffel-Diät

Die ideale Schlankheitskur

Mosaik Verlag

Zeichnungen: Ursel Maiorana
Layout: Paul Wollweber
Redaktion: Heidrun Schaaf

Erweiterte Neuausgabe

Gesamtherstellung Mohndruck Graphische Betriebe GmbH, Gütersloh

ISBN 3-570-00799-5

Inhalt

Vorwort 7

Warum die Kartoffel in anderen Diäten verboten ist 9

Kartoffel – eine tolle Knolle 12

Wie Sie sich am besten auf die Kartoffel-Diät vorbereiten 22

Was Sie von der Kartoffel-Diät erwarten dürfen 29
Jeden Tag ein Pfund weniger 29

Wenn der Erfolg anfangs ausnahmsweise ausbleibt 32

Wie Sie den Versuchungen besser widerstehen können 36
Führen Sie ein Tagebuch des Essens 39
Programmieren Sie sich auf Erfolg 40
Essen Sie künftig nur noch an einem Platz 41
Essen Sie von kleineren Tellern 41
Servieren Sie kleinere Portionen 41
Essen Sie bewußt und langsam 42
Fasten Sie mit einem Partner 42
Meiden Sie den Vielfraß 43
Verstecken Sie Ihre Vorräte 44
Hungern Sie nicht vor 11 Uhr 44
Belohnen Sie sich für jedes Kilo weniger 45
Seien Sie klüger als Ihre Hungerdrüse 46
Stillen Sie den Hunger, der nicht dicker macht – den Hunger nach Sauerstoff 47
Lassen Sie nicht Ihren Magen entscheiden, wann Sie satt sind 48
Entdecken Sie die gesunden Knabbereien 49

Trinken Sie sich schlank 51
Entdecken Sie die »Psycho-Drogen«, die nicht dick machen 51
Fasten Sie vor, wenn Sie doch einmal schlemmen 53
Lernen Sie wieder genießen 54
Entspannen Sie sich mit der verblüffenden Couch-Diät 55

Was außer Kartoffeln sonst noch erlaubt ist 58

Die tolle Knolle aus der Tüte 61

Die fünf besten Kartoffel-Diäten 62
Kartoffeltag 64
3-Wochen-Diät mit fünf Mahlzeiten am Tag 65
4-Tage-Kartoffelpüree-Diät 86
3-Wochen-Büro-Diät 91
3-Tage-Kartoffelsuppen-Diät 97

Auch das gibt es: Sie essen Pommes frites und nehmen ab dabei 101
Was Sie von der Pommes-frites-Diät erwarten dürfen 105

Die Zeit danach 116
Verfallen Sie nicht mehr in die alten Fehler 117
Und so halten Sie sich weiterhin fit 119
Bleiben Sie der Kartoffel treu 122

Was unsere Urgroßmütter aus Kartoffeln alles gezaubert haben 124

Bibliographie 136

Sachregister 137

Rezeptregister 140

Vorwort

Mögen Sie Kartoffeln? Dann kann ich Ihnen nur gratulieren. Diese unscheinbare Knolle hat es in sich. Sie ist mit wertvollen Wirkstoffen vollgestopft bis unter die Schale. Die Haut ist wasserdicht. Unmittelbar darunter sitzen Schlankmacher und Gesundmacher. Verzichten Sie nicht länger darauf.

Die Kartoffel-Diät, die dieses Buch Ihnen schmackhaft machen soll, überlistet nicht nur den Magen. Sie ist eine Kur für den ganzen Körper. Wundern Sie sich zum Beispiel nicht, wenn Sie dabei tiefer und länger schlafen. Sie werden sich insgesamt wohler fühlen. Sie werden weniger Beschwerden haben. Ihre Figur wird schlanker. Ihr Gesicht wird schöner. Mitunter verschwinden sogar Tränensäcke wieder.

Vor allem können Sie den verblüffenden Erfolg der Kartoffel-Diät vom ersten Tag an messen. Auf der Waage und mit dem Zentimeterband. Sie werden für Ihren Entschluß und Ihre Ausdauer reichlich belohnt. Mit einem Pfund pro Tag – weniger natürlich!

Und glauben Sie nicht, daß Kartoffelgerichte langweilig schmecken. Hätte sonst Frankreichs genußsüchtiger König Louis XVI. einmal mit einer Kartoffelblüte im Knopfloch an seinem Hof zu einem Festmahl mit zwanzig Gängen geladen, die allesamt aus Kartoffeln zubereitet waren?

Bevor wir zu den Rezepten kommen, möchte ich Ihnen alles Wissenswerte über Diät im allgemeinen und über die Kartoffel-Diät im besonderen sagen. Sie werden sehen, daß Ihnen diese Informationen später sehr bei der Durchführung Ihrer Diät helfen werden.

Lassen auch Sie sich die Kartoffel-Diät schmecken wie ein König. Ich habe die besten Rezepte zusammengetragen – für eine 3-Wochen-Diät mit fünf Mahlzeiten am Tag (Seite 65), für eine 3-Wochen-Büro-Diät mit kalten Mittagsgerichten

(Seite 91), für eine Montag-bis-Donnerstag-Diät (Seite 86), für eine 3-Tage-Kartoffelsuppen-Diät (besonders den Männern gewidmet, Seite 97) und für hin und wieder einen Kartoffel-Tag (Seite 64).

Und für die Zeit danach mache ich Ihnen jetzt schon den Mund wäßrig. In alten Kochbüchern habe ich entdeckt, was unsere Urgroßmütter aus Kartoffeln alles gezaubert haben. Was halten Sie zum Beispiel von Kartoffelsuppe mit gebakkener Leber, von Kartoffel-Biersuppe, von Dampfnudeln mit Käse, von Kartoffelbällchen (auch »Böhmische Dalkerln« genannt), von Kartoffel-Brot, Kartoffel-Pudding oder Kartoffel-Torte mit Mandeln?

Verbannen Sie also vorübergehend Brot und Teigwaren von Ihrem Teller und legen Sie die von vielen so ginggeschätzten Erdknollen darauf. Sie werden Ihnen noch besser schmecken, wenn Sie wissen, daß Nudeln fast das Vierfache an Kalorien besitzen. Und glauben Sie keinem, der Ihnen erzählt, daß Kartoffeln dick machen. Das ist Unsinn. Sie sind ausgesprochen kalorienarm. Sie sind bekömmlich. Ihre Wirkstoffe haben auf viele Organe einen heilsamen Einfluß. Es lohnt sich wirklich, ihretwegen für einige Zeit auf andere Gerichte zu verzichten.

Den Erfolg zeigt Ihnen die Waage. Und Sie werden ihn überall spüren, von Kopf bis Fuß. Es ist wirklich kaum zu glauben, welche Heilkräfte in diesem Naturprodukt schlummern. Freuen Sie sich deshalb auf Ihre Kartoffel-Diät.

Warum die Kartoffel in anderen Diäten verboten ist

Der Wunsch nach Schönheit ist krisenfest. Zum Leidwesen vieler, die es von Natur aus nicht sind, bedeutet schön sein heute auch, schlank und rank zu sein wie ein Leichtathlet. Aber wie wird man schlank, wenn man nicht gerade das seltene Glück hat, als Yogi oder gar als Twiggy auf die Welt zu kommen?

Eine Reihe von Ärzten hat mit Reduktionsprogrammen Weltberühmtheit erlangt und sich außerdem goldene Nasen verdient. Ihre Wunderkuren reichen vom Überhaupt-nichtsessen (z. B. Null-Diät) bis zum Iß-soviel-Du-willst (allerdings z. B. nur Eier, nur Fleisch und Fett, so daß der Körper es sehr bald über hat und in Streik tritt). Und wenn es nach der Nahrungsmittelindustrie ginge, würden Menschen mit Übergewicht überhaupt nur noch Kalorienarmes aus der Retorte verzehren.

Es gibt heute so viele angeblich erfolgreiche Abmagerungskuren, daß es Dicke gar nicht mehr geben dürfte. Tatsächlich gehen sie aber in die Millionen. Viele von ihnen haben mit zusammengebissenen Zähnen schon mehrere Hunger- und Durststrecken hinter sich gebracht. Aber schon mit der ersten normalen Mahlzeit klettert ihr Gewicht wieder nach oben. Denn mit ihrer Abspeck-Kur war kein Lernprozeß verbunden. Weder für sie noch für ihren Körper.

Die Kartoffel-Diät ist anders als alle Schlankheitskuren, die Sie oder Ihre Bekannten je mitgemacht haben. Setzen Sie deshalb in Zukunft auf die Kartoffel. Sie werden es nicht bedauern!

In fast allen Diätbüchern kommt das Wort Kartoffel überhaupt nicht vor. Und wenn, dann höchstens in dem Kapitel »Was Sie auf jeden Fall meiden sollten«. Dabei gibt es über sie nur Gutes zu sagen. Und es ist wirklich bedauerlich, daß

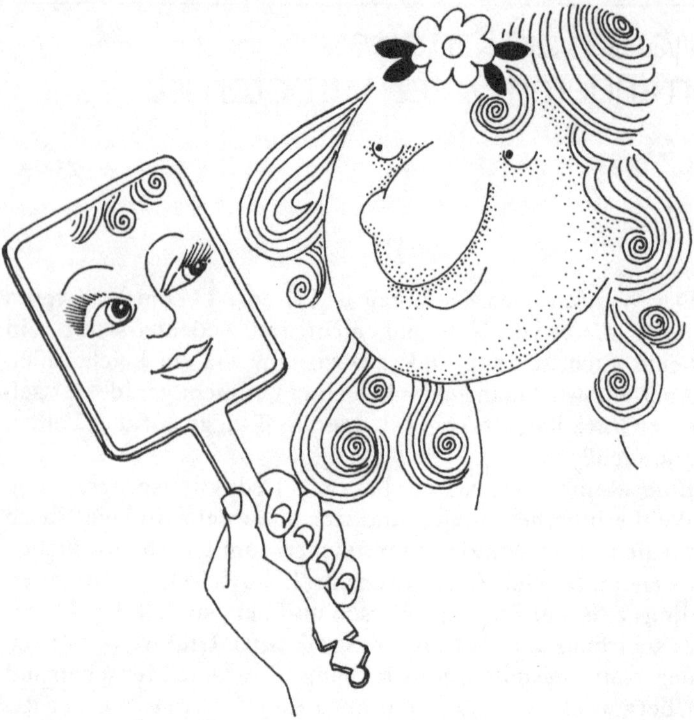

Millionen Menschen mit Gewichtsproblemen so wenig über die Wunderkräfte wissen, die in unserer Kartoffel stecken.
Was immer die Natur, vom Menschen unbeeinflußt, hervorbringt, ist vollwertig. Auf die Nahrung übertragen, heißt das zum Beispiel: Ein Getreidekorn von einer kräftigen Ähre auf gesundem Boden und in sauberer Luft liefert uns ein Konzentrat an Vitaminen, Spurenelementen, Mineralstoffen und pflanzlichen Fetten. Und es enthält außerdem den Keim für die nächste Generation.
Aber was geschieht mit diesem Korn, ehe es als Mehl in unserer Küche landet? Die gelblichen Schalen mit den wertvollsten Wirkstoffen werden weggeschliffen, nur damit Ihr Mehl schön weiß wird. Alle lebenden Inhaltsstoffe wie Keimling und Fette werden ausgeschieden, damit Ihr Mehl auch nach Monaten in den Lagerräumen oder in Ihrem Vorratsschrank nicht ranzig wird. Übrig bleibt nur fade schmeckende Stärke, die zwar den Hunger stillt, aber ansonsten wertlos ist.

Ähnlich verfahren wir mit dem Großteil unserer täglichen Nahrung. Nicht nur im weißen Mehl und Zucker, nein, in allen von Menschen veränderten, also denaturierten Naturprodukten und in jeder Konserve findet sich nur noch ein trauriger Rest dessen, was die Natur einst hervorgebracht hat. Wir nennen sie deshalb ja auch bloß noch »Nahrungs«-mittel und nicht mehr »Lebens«-mittel (das würde ja zu Sardinen aus der Dose oder Birnen aus dem Glas wirklich nicht mehr passen).

Kartoffel – eine tolle Knolle

Eines der gelungensten Produkte der Natur, das heute noch in seiner wertvollen Form auf unseren Tisch kommt, ist die Kartoffel. Sie zählt zu den letzten »Lebens«-mitteln, die in unserer Küche noch eine wichtige Rolle spielen. Sie ist reich an hochwertigen Inhaltsstoffen, bekömmlich, kalorienarm, vielseitig zuzubereiten und sättigend. Sie verfügt in hohem Maße über jene Wirkstoffe, die für die Gesundwerdung und Gesunderhaltung unseres Organismus eine entscheidende Rolle spielen. Viele dieser Vitamine und Mineralien kann der Organismus allein nicht produzieren. Er muß sie von außen aufnehmen. (Um es vorwegzunehmen: Auch als Fertigprodukt ist die Kartoffel anderen Nahrungsmitteln noch weit überlegen.) Und das Wichtigste: sie ist schmackhaft.
Wie gesund, wie wertvoll, wie einzigartig die Kartoffel ist, hat uns erst die moderne Forschung sagen können. Heute wissen wir: Alles, was unser Körper an hochwertigem Treibstoff für den ganzen Tag braucht (und sonst kaum irgendwo findet), ist in etwa zehn mittelgroßen Kartoffeln enthalten. Die Botaniker stufen die Knolle der Kartoffel nicht als Frucht ein. Das ist die weiße oder blau-rosa Blüte mit der ungenießbaren grünen Beere. Die Knolle ist ein unterirdischer, stark entwickelter Seitentrieb. Sie ist das Rohstoffdepot der Mutterpflanze. Das erklärt auch ihren hohen Gehalt an Wirk- und Nährstoffen.
Ehe ich Ihnen jetzt sage, was sich unter der hauchdünnen Schale jeder Kartoffel alles verbirgt, möchte ich Ihnen von jener Eigenschaft der Kartoffel berichten, die Sie jetzt am meisten interessieren wird. Von ihrer wunderbaren, verblüffenden Rolle als Schlankmacher.
Sie wissen vermutlich, daß zum Beispiel jedes Körnchen Salz, das wir zu uns nehmen, den Körper darauf program-

miert, in seinem Gewebe Wasser zu speichern. Schon neun Gramm Kochsalz binden im Körper einen Liter Wasser. Jeder weiß aus Erfahrung, wie unbedacht wir mit dieser Würze umgehen. Dabei führt zuviel Kochsalz durch die Erhöhung der Flüssigkeitsmenge, die nicht ausgeschieden wird, zu Bluthochdruck. Nur die Nieren, die Tag und Nacht in Funktion sind, bewahren uns davor, an Wassersucht zugrunde zu gehen. Abgesehen davon, welche Belastung das für unsere Gesundheit bedeuten kann, hat das zur Folge: Jeder Liter Wasser macht uns um ein Kilo schwerer und dicker. Wie Sie vermutlich wissen, gibt es andererseits den Mineralstoff Kalium, der in unserem Körper genau das Gegenteil dessen bewirkt, was das Salz verursacht: Jede unnütze Flüssigkeit wird aus uns herausgetrieben.
Salz ist in den Kartoffeln praktisch nicht vorhanden. Der Anteil beträgt im Durchschnitt nur drei Tausendstel eines Gramms je Kilogramm. Vom wertvollen Kalium hingegen besitzt die Kartoffel unwahrscheinlich viel, nämlich hundertfünfzigmal mehr als Salz. Im Durchschnitt ein halbes Gramm je Kilogramm.
Daß der Genuß von Kartoffeln eine vermehrte Wasserausscheidung in Gang bringt, erweist sich als mehrfacher Segen. Während jeder Entziehungskur, und nichts anderes ist eine Abspeckdiät, greift der Körper seine eisernen Reserven an. Das sind nicht nur die für Notzeiten angelegten Fettpölsterchen an Armen und Beinen, an Bauch und Schenkeln, sondern auch die Abfallhalden, die sich an vielen Stellen des Körpers aus allen möglichen Schadstoffen bilden. Während diese Mülldeponien in der Diät-Notsituation noch einmal nach Verwertbarem durchforstet werden, wird der gesamte Organismus von ihren giftigen Bestandteilen überschwemmt. Das ist bei jeder Abmagerungskur so. Aber nur die Kartoffel-Diät sorgt ganz automatisch dafür, daß diese Schadstoffe den Körper auf schnellstem Weg verlassen – durch regelmäßige, intensive Ausschwemmung des Körpers.
Wie heilsam eine solche Selbst-Entgiftung für jeden von uns in einer Zeit drohender Umweltverschmutzung sein kann, ist leicht vorstellbar.
Als wichtigster Mineralstoff der Kartoffel sorgt Kalium aber nicht nur für die Entschlackung. Es ist auch unerläßlich für

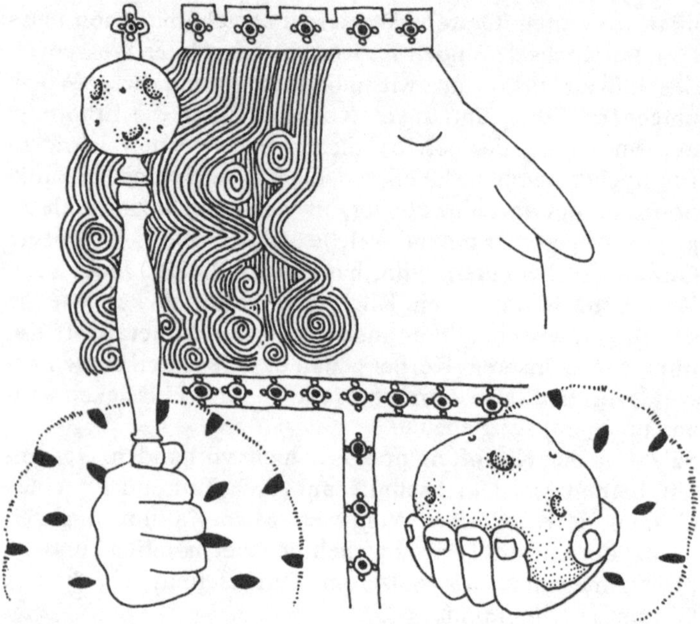

ein normales Funktionieren des Herzens, der Muskeln und der Nerven.
Gemüse, Wurzeln, Obst und andere Pflanzenprodukte versorgen uns reichlich mit Kalium. Aber eine Reihe weitverbreiteter Medikamente führt zu Kaliumverlust: Entwässerungstabletten, Abführmittel, Cortison-Präparate, Herzmittel auf der Basis von Digitalis, Schlaftabletten und andere mehr. Insulin-Präparate und gewisse einseitige Diäten (Fleisch, Fisch, Ei) ohne nennenswertem pflanzlichen Anteil (Gemüse und Obst) führen ebenfalls zu Kaliummangel. Ihr Herz spürt ihn als erstes. Es treten in vielen Fällen auch Verstopfungen auf.
Durch ihren Kaliumgehalt entzieht die Kartoffel dem Körper zwar aufgestautes Wasser. Sie versorgt ihn aber trotzdem regelmäßig mit dem nötigen Nachschub an wertvollerer Flüssigkeit. Zu drei Viertel ihres Gewichts besteht die Kartoffelknolle aus hochwertigem Saft. Er wurde jahrhundertelang sogar als Heilmittel eingesetzt: bei Magen- und Herzerkrankungen zum Beispiel.

Geschabte rohe Kartoffeln wurden übrigens früher auf Verbrennungen und Krampfadern aufgelegt, weil man erkannt hatte, daß eine Reihe von Pflanzen- und Gemüsesäften das Funktionieren der Organe unterstützt.
Weil wir es in den letzten Jahren für besonders gesund hielten, ein dickes Steak, nur mit einigen wenigen Salatblättern garniert, zu verzehren, sprechen gewissenhafte Ärzte heute bereits von der »Steak-Krankheit«. Falls auch Sie darunter leiden sollten – keine Sorge. Die Kartoffel-Diät bringt auch das wieder in Ordnung. Die »Steak-Krankheit« ist weiter verbreitet, als die meisten wissen. Man versteht darunter eine Überversorgung des Körpers mit tierischem Eiweiß und eine Unterversorgung an all dem, was die Pflanzenwelt für uns bereithält. Immerhin haben sich unsere Vorfahren ja einmal ausschließlich von Wurzeln ernährt.
Sie werden sehen: Auch in diesem Fall werden Sie sich durch die Kartoffel-Diät so wohl fühlen, daß Sie hinterher wieder mit weniger Fleisch auskommen und sich dafür mehr Gemüse wünschen werden.
Was hat die Kartoffel außer dem segensreichen Kalium noch zu bieten?
Da ist einmal Kalzium für die Stärkung von Nerven und Muskeln. Störungen in der Versorgung mit diesem Mineral führen zur Darmerkrankung und zur Bildung von Nierensteinen.
Dann Magnesium. Seine wichtigste Rolle ist die Aktivierung des Stoffwechsels und der Enzyme. Diese Eiweißkörper werden für die moderne Medizin immer bedeutender, sogar im Kampf gegen Krebs. Auch Magnesium kommt wie Kalium überwiegend in pflanzlichen Stoffen vor – und geht durch Medikamentenmißbrauch ebenfalls verloren.
Eisen und Kupfer runden den Mineralienhaushalt der Kartoffel ab.
Zusätzlich gibt es dann noch vier Vitamine, mit denen sie uns reichlich versorgt: Vitamin C, das wichtigste Schutzmittel vor Infektionen. Und die Vitamine B 1, B 2 und B 6, die den Stoffwechsel und die Tätigkeit der Nervenzellen begünstigen. Fehlen dem Körper diese Wirkstoffe, sind die ersten Warnzeichen auch für Laien sichtbar: die Lippen werden rauh und rissig, Nägel werden hart, brüchig und glanzlos, die

Haut trocknet aus und schuppt sich – besonders in den Augenwinkeln und rund um die Nase.
Verstehen Sie jetzt, warum nicht nur Bauern, sondern auch Ernährungswissenschaftler ein Loblied auf die Kartoffel singen? Sie treibt die aufgestaute Flüssigkeit aus Ihrem Körper. Sie schwemmt viele giftige Schadstoffe heraus, wodurch Herz, Nieren, Blase und Harnwege entlastet werden. Andere Nahrungsmittel, wie zum Beispiel Brot, Reis, Teigwaren, Fleisch vom Schwein, Rind, Kalb und – so eigenartig es klingen mag – Zucker machen unseren Organismus »sauer«. Nicht so die Kartoffel. Sie macht wieder gut, was wir mit Messer und Gabel oft täglich sündigen. Diese Entsäuerung bewahrt uns später vielleicht einmal vor Rheuma, Gicht, Ischias und Zuckerkrankheit.
Und noch einen unschätzbaren Vorteil bietet Ihnen diese Diät: Wie der Schweizer Ernährungsforscher Dr. J. C. Somogyi betont, verursachen Kartoffeln, ebenso wie Äpfel und Karotten, niemals Karies.
Aber das ist noch lange nicht alles, was die Kartoffel zu bieten hat. Was unsere Vorfahren schon längst wußten, die moderne Medizin hat es bestätigt: Die insulinartigen Hormone der Kartoffel regen den Stoffwechsel an und begünstigen die Fortpflanzungsfähigkeit. Sie mildern Katarrhe der Lunge und des Darms und Erkrankungen der Gebärmutter. Die Kartoffel hilft gegen Muskelkrämpfe, Husten und manche Neuralgien. Und sie ist die ideale Nahrung für Fieberkranke aufgrund ihres wertvollen und leicht verdaulichen Eiweiß.
Ein Wunder ist es deshalb nicht, daß schon 1929 der schwedische Ernährungsforscher Ragnar Berg die Kartoffel-Diät als die ungefährlichste und zugleich wirkungsvollste Abmagerungskur bezeichnet hat. Dabei hatten die Menschen damals eine derartige Entwässerung und Entschlackung gar nicht so nötig wie wir heute: Sie hatten ohnedies täglich Kartoffeln auf ihren Tellern.
Es gibt Gegenden, in denen die Kartoffel als wichtigstes Nahrungsmittel sogar das Wesen der Bewohner geprägt hat: Irland zum Beispiel mit seinem zähen, humorvollen Volk. Wenn in der irischen Hauptstadt Dublin Polizisten eingestellt wurden, wählte man noch in den dreißiger Jahren bevorzugt Männer aus dem Distrikt County Majo, weil dort der

Kartoffelverbrauch überhaupt am höchsten war. Selbst in Washington waren die meisten Schutzleute im Jahre 1910 Einwanderer aus Irland.
Die Statistiken aus dem England dieser Zeit zeigen übrigens, daß die überwiegend ärmlichen Kartoffelesser eine erheblich höhere Lebenserwartung hatten als ihre in Saus und Braus lebenden Landsleute.
Auch das Kartoffel-Land an der Warthe im heutigen Polen brachte auffallend starke und gesunde Menschen hervor. Die Warthebrücher Schnitter waren als besonders leistungsfähige Erntearbeiter früher in ganz Deutschland willkommen. Auch sie lebten fast ausschließlich von Kartoffeln und Leinöl.
Es ist ein Jammer, daß die große Zeit der Kartoffel vorbei ist. Noch vor hundert Jahren haben unsere Vorfahren täglich fast ein Kilogramm Kartoffeln gegessen. Die gleiche Menge nehmen heutzutage viele Menschen nicht einmal mehr in einer ganzen Woche zu sich. Und noch etwas verrät die Geschichte: Je weniger Kartoffeln wir gegessen haben, um so dicker sind wir geworden.
Schauen Sie sich einmal in Ihrem Familienalbum Fotos aus den Jahren 1948/49 an. Damals erreichte bei uns der Kartoffelkonsum einen neuen Höchststand: 224 Kilogramm pro Kopf und Jahr! Heute macht er nur etwa ein Drittel dessen aus. Und jeder zweite von uns hat Gewichtsprobleme.
Man muß sich wirklich darüber wundern, daß die Geheimnisse dieser Knolle in den letzten 30 Jahren in Vergessenheit geraten sind. Vermutlich spielte dabei eine Rolle, daß nach entbehrungsreichen Jahren viele Nahrungsmittel endlich wieder in unbegrenzter Menge zur Verfügung standen, wie Fleisch, Gemüse, Teigwaren und Delikatessen aus allen Teilen der Welt. Die Abkehr von der Kartoffel hing auch mit der Abkehr von den Kohlenhydraten insgesamt, wie Brot, Reis und Mehlprodukte, zusammen. Dabei sind sie der wichtigste Treibstoff unseres Körpers und zugleich auch der billigste.
Als mit dem Wohlstand jedoch das Übergewicht kam, waren die Mediziner zunächst überfordert. Sie standen vor einem neuen Problem. In den davor liegenden Jahrzehnten hatten sie alles daran gesetzt, die Menschen vor Schäden durch mangelhafte Ernährung zu bewahren. Und nun sollten sie

ein gut funktionierendes Schlankheitsrezept für Menschen, die die Lust am Essen wiederentdeckt hatten, finden. Als erstes wurden die Kohlenhydrate geopfert: Kartoffeln, Teigwaren, Reis, Brot.
Die Kartoffel besteht aber nur zu einem Fünftel aus Kohlenhydraten. Ihr Gehalt an Wasser ist zum Beispiel mehr als dreimal so groß. Dennoch hat die Verteufelung der Kohlenhydrate die Kartoffel am stärksten getroffen. Nicht wenige halten sie seitdem sogar für den Dickmacher Nummer eins überhaupt. Diese Befürchtung ist völlig aus der Luft gegriffen. Führende Ernährungswissenschaftler haben sie eindeutig widerlegt. Trotzdem hören wir auch heute noch immer wieder von sonst sehr vernünftigen Menschen: »Bitte keine Kartoffeln, die machen dick.«
Für alle diejenigen habe ich eine aufschlußreiche Tabelle zusammengestellt. Die Unterlagen stammen nicht von irgendeinem Kartoffel-Fan, sondern von der Deutschen Gesellschaft für Ernährung.

100 Gramm:	*enthalten:*	
	Joule	*Kalorien*
Cervelatwurst	2030	454
Vollfettkäse	1736	415
Zucker	1648	394
Nudeln	1632	390
Reis	1540	368
Hülsenfrüchte	1465	350
Mischbrot	1056	252
Kartoffeln	356	85

Glauben Sie jetzt, daß es keinen idealeren Schlankmacher gibt als Kartoffeln mit ihrem geringen Gehalt an Kalorien?
Die Kartoffel-Diät erlaubt Ihnen täglich 3000–3500 Joule oder 700 bis 800 Kalorien. Das sind etwa 7000 Joule oder 1700 Kalorien weniger als in der durchschnittlichen Alltagskost. Was der Körper in der Nahrung vermißt, holt er sich

aus seinem Vorratsdepot. Es kommt nach Meinung des Direktors der Medizinischen Poliklinik München, des Ernährungsphysiologen Professor Dr. Nepomuk Zöllner, dadurch zu einem tatsächlichen Substanzverlust von etwa 300 Gramm am Tag. Die zusätzliche Gewichtsabnahme von meist bis zu 1200 Gramm pro Kartoffeltag geht ausschließlich auf Wasserverlust zurück.
Hier ein interessantes Experiment, dem sich eine Kolonne von Straßenbauarbeitern in der DDR unterzog. Die Männer ernährten sich ausschließlich von Kartoffeln! Sie aßen sie gekocht, meistens mit Schale. Und zwar mehr als fünf Pfund am Tag – das waren etwa 25 Stück. Zu trinken gab es nur Wasser. Das machten sie monatelang so. Daneben verrichteten sie alle ihre schwere, anstrengende Arbeit. Ärzte haben diesen Versuch überwacht. Am Ende zogen sie Bilanz. Sie war verblüffend: Die Dicken unter den Testpersonen hatten stark abgenommen – die Spitzenreiter über 48 Pfund. Die Schlanken waren schlank geblieben oder noch schlanker geworden. Übereinstimmend erklärten alle, sie fühlten sich ausgesprochen wohl. Kaum jemand war in der Zwischenzeit krank gewesen. Auch von Erkältungskrankheiten waren die Männer verschont geblieben, obschon sie ihre Arbeit oft bei miserablem Wetter hatten verrichhen müssen.
Es gibt noch mehr solcher Experimente im Dienste der Wissenschaft. Das interessanteste fand im Münchner Krankenhaus für Naturheilweisen statt. Der Chefarzt, Dr. Walther Zimmermann, hat dort übergewichtigen Herzkranken die Kartoffel-Diät verordnet. Die Therapie war in zweifacher Hinsicht bemerkenswert: Patienten, die den ganzen Tag im Bett lagen und sich kaum bewegten, nahmen dennoch pro Woche bis zu zweieinhalb Kilogramm ab. Mit dem »Ausschwemmen« der Kranken bei salzloser Kartoffelkost wurden die Herzbeschwerden weniger, und allesamt schliefen auch besser.
Bei berufstätigen Testpersonen, die nicht stationär im Krankenhaus blieben, registrierte Dr. Zimmermann eine Gewichtsabnahme von einem Pfund pro Tag.
Für die ersten Kuren servierte der Chefarzt seinen Patienten Frischkost – meist aus mit der Schale gekochten Kartoffeln zubereitet. Es blieb nicht aus, daß einige Patienten sich nach

mehr Abwechslung sehnten. Da kam der Arzt auf die Idee, ihnen Kartoffel-Fertigprodukte vorzusetzen, die ebenfalls alle aus in der Schale gekochten Kartoffeln hergestellt werden. Mit Püree-Pulver, Suppen aus der Tüte, mit Klößen und Kartoffelpuffern erzielte der Arzt die gleichen Erfolge. Das bedeutete außerdem: abwechslungsreicheres Essen mit weniger Arbeit bei der Zubereitung.
Schließlich waren auch Übergewichtige, denen das Fasten sonst sehr schwer gefallen war, von der Kartoffel-Diät begeistert. Das so gefürchtete Hungergefühl machte ihnen kaum zu schaffen, denn, wie schon gesagt: Die Kartoffel ist zwar

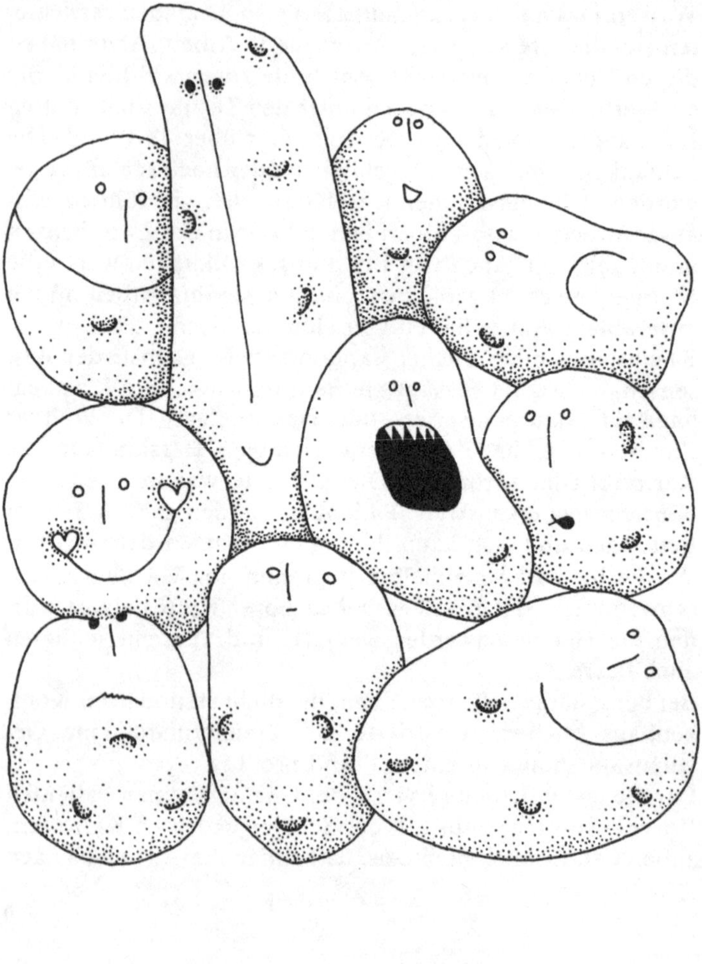

ausgesprochen kalorienarm, aber von hohem Sättigungsgrad.
Die Ursache haben Wissenschaftler erst vor kurzem erkannt: Der Appetit läßt nach, wenn wir eine Zeitlang auf Zucker verzichten und statt dessen die nötigen Kohlenhydrate in Form von Kartoffelstärke aufnehmen.
Kartoffeln bestehen aber auch aus Ballaststoffen. Das sind Rohfasern, die größtenteils nicht verwertbar sind. Dennoch sind sie für die Gesundheit von großer Bedeutung. Denn sie erfüllen die wichtige Aufgabe, die Darmtätigkeit anzuregen. Dies ist gerade bei einer Reduktions- und Entschlackungskur von besonderer Bedeutung.
Die Ballaststoffe der Kartoffel, des Getreidekorns und der gängigsten Obst- und Gemüsesorten besitzen außerdem Wirkstoffe, die das Entstehen von schädlichen Bakterien weitgehend unterbinden. Sie senken außerdem den Cholesteringehalt des Blutes. Nach Meinung amerikanischer Wissenschaftler liegt der tägliche Bedarf des Menschen an derartigen Ballaststoffen bei vier bis sieben Gramm. Sie sind schon in einem Pfund Kartoffeln enthalten.
Die Diät in der Münchner Klinik für Naturheilweisen war auf 600 bis 700 Kalorien pro Tag abgestimmt. Das sind etwa 2500 bis 2900 Kilojoule. Jeder Patient durfte außer seinem Frühstück etwa zehn mittelgroße Kartoffeln täglich zu sich nehmen. So wurde ausgerechnet die als Dickmacher verschmähte Kartoffel zum ersten Mal in ihrer tausendjährigen Geschichte als Schlankheitsmittel klinisch erprobt.

Wie Sie sich am besten auf die Kartoffel-Diät vorbereiten

Niemandem fällt es so leicht, sich ein Diät-Ziel zu setzen, wie einer modebewußten Frau: Kaufen Sie sich Ihren neuen Sommerrock eine Nummer zu klein, und schon haben Sie Ihr erstes Ziel vor Augen, für das es sich lohnt, ein paar Tage auf die Kartoffel zu setzen.

Fragen Sie sich, bevor Sie eine Diät-Kur beginnen, in aller Ruhe: Was will ich erreichen? Die Antwort liegt einzig bei Ihnen. Die Kartoffel-Diät macht Sie täglich um ein Pfund schlanker, solange Sie überflüssige Pfunde haben. Stellen Sie sich also auf Ihre Waage und beschließen Sie: »Ich möchte in . . . Tagen um . . . Pfund weniger wiegen.«

Gehen Sie einzig und allein von Ihrem Gefühl aus. Studieren Sie keine Gewichtstabellen. Bis heute sind sich die Ärzte noch nicht einmal darüber einig, was eigentlich Normalgewicht bedeutet, wo Übergewicht beginnt, wo Idealgewicht endet. Sie wissen ja selbst: Es gibt glückliche Dicke, die ihr Leben bis ins hohe Alter genießen können, und es gibt eine Menge schlanker Menschen, die mißmutig und nicht selten kränker sind als ihre wesentlich dickeren Mitmenschen.

Der Betriebsarzt der Städtischen Gaswerke von Chicago hat über mehrere Jahre hinweg die ganze Belegschaft eingehend auf ihren Gesundheitszustand untersucht und seine Ergebnisse mit dem Körpergewicht der Betreffenden in Zusammenhang gebracht. Dieser Arzt hat so ziemlich als erster erkannt, daß Menschen mit einem leichten Übergewicht eine größere Chance haben, länger gesund zu bleiben und sogar länger zu leben als manche Idealgewichtige. Sowohl die Krankheitsrate als auch die Sterblichkeitsrate war über Jahrzehnte hinweg bei jenen Mitarbeitern am niedrigsten, die nach den meisten Gewichtstabellen um zehn Prozent zuviel wogen. Lassen Sie sich also nicht von der falschen Vorstellung leiten, ein paar Pfunde weniger machen Sie etwa automatisch gesünder. Der Arzt aus Chicago hat bei seiner überaus interessanten Studie noch etwas erkannt, und viele andere Ernährungswissenschaftler haben ihm inzwischen recht gegeben: Was uns der Körper bisweilen sehr übel nimmt, sind die sogenannten Schaukel-Kuren als Folge unnatürlicher einseitiger Ernährung (zum Beispiel hauptsächlich Eier oder Fleisch): Etwa drei Pfunde runter, dann sofort wieder vier Pfunde rauf, dann wieder ein paar Pfunde runter und gleich wieder ein paar Pfunde rauf.

Auch dieses Problem haben Sie bei der Kartoffel-Diät nicht. Einmal ist sie für Ihren Organismus eine Wohltat, weil er ausgeschwemmt und entschlackt wird. Zum zweiten arbeiten die Organe auf gewohnte Weise weiter. Sie werden mit hochwertigen Nährstoffen versorgt, und zwar in natürlich ausgewogener Form.

Überlassen Sie deshalb die fragwürdigen Abmagerungskuren den anderen und setzen Sie auf dic Kartoffel-Diät. Sie ist ideal für Menschen, die fit werden oder bleiben wollen, die schlanker sein möchten, als sie im Augenblick sind, und die sich gerne wohl fühlen. Denn Ihr Gewinn besteht ja nicht nur im Gewichtsverlust, sondern auch in der Zunahme Ihres Wohlbefindens. Und eine Diät, die Ihrer Schönheit und Ihrer Gesundheit dient, ist zweifellos die eine oder andere Einschränkung wert.

Während so oft vom Wechselspiel zwischen Gewicht und Krankheit die Rede ist, spricht kaum jemand von den schicksalhaften Zusammenhängen von Gewicht und Glück. Es ist erwiesen, daß deutlich Übergewichtige in höherem Maße von Scheidung und Trennung bedroht sind als der Normalgewichtige. In unserer Gesellschaft, in der das Schlanksein einen hohen Stellenwert besitzt, wird der Übergewichtige meist ähnlich benachteiligt oder gemieden wie Gastarbeiter, Schwerkranke oder Trinker. Er wird weniger häufig als Sex-, Ehe- oder Freizeitpartner ausgewählt, und die psychischen Konsequenzen dieser Ablehnung sind ebenso schwerwiegend für ihn wie die gesellschaftlichen. In der nach Statussymbolen ausgerichteten Welt von Manhattan haben drei Mediziner der Universität von Pennsylvania, Dr. N. E. Moore, Dr. Albert J. Stunkard und Dr. L. Srole, untersucht,

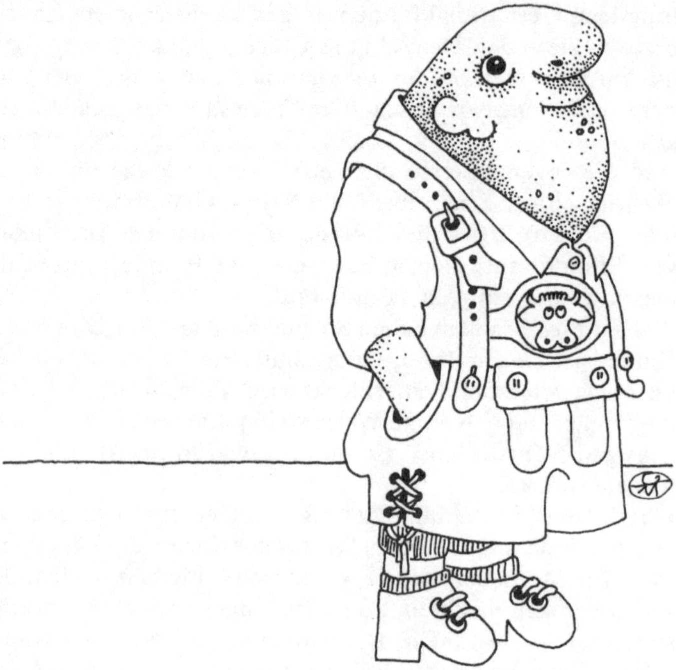

wer eigentlich überhaupt stark übergewichtig ist. In den sogenannten besseren Kreisen traf diese Klassifizierung nur auf fünf von jeweils hundert Frauen zu, bei einfacheren Familien mit geringerem Einkommen jedoch auf 30 Prozent der Frauen. Das ist nach Meinung der drei Forscher weder Zufall noch Veranlagung. Sie machten nämlich eine interessante Entdeckung: Unter jenen, denen es gelungen ist, aus ihrer Schicht in eine höhere aufzusteigen, haben nur 12 Prozent ihr Übergewicht behalten. Andererseits neigten Menschen, die einen beruflichen oder sozialen Abstieg zu verkraften hatten, zu erhöhter Gewichtszunahme.
In England kam der Wissenschaftler Dr. J. T. Stone zu ähnlichen Ergebnissen. Nur aus Indien wird eine Untersuchung gemeldet, die stark Übergewichtige trösten könnte. Dort, wo es immer noch Lebensmittelnot gibt und Nahrung deshalb als Statussymbol gilt, ist es genau umgekehrt. Dort gehören die Dicken normalerweise der Ober- und Mittelschicht an.

Verlassen wir die »Fett-Schicht« der Gesellschaft und wenden wir uns den »Fit- und Freuden-Schichten« zu. Wer zweimal täglich Kartoffeln ißt – und noch dazu so köstlich zubereitet wie in den Rezepten dieses Buches – kann gar nicht mehr müde und schlecht gelaunt sein. Denn die Kartoffel-Diät möbelt Sie von innen her auf, fast vergleichbar mit dem Entschlackungsprozeß der Sauna. Sie räumt auf mit dem Schlackenberg, den die übliche Ernährung in Ihrem Körper hinterlassen hat. Diese Schadstoffe machen träge, pickelig, wenn Sie Pech haben, sogar krank. Deshalb garantiert Ihnen die Kartoffel-Diät nicht nur eine bessere Figur, sondern auch bessere Laune, größeres Wohlbefinden, neue Lebensfreude. Wenn Sie also daran gehen, das Ziel Ihrer Kartoffel-Diät festzulegen, sollten Sie nicht nur beschließen, welches Gewicht Sie am Ende haben wollen. Fragen Sie sich auch, wie weit Sie bereit sind, etwas für Ihre innere und äußere Fitneß zu tun. Die Kartoffel-Diät liefert Ihnen das vielleicht beste Programm dafür.
Sie würden dieses Buch vermutlich nicht in Händen halten, wenn Sie nicht alles über die Kartoffel-Diät wissen wollten. Dazu gehört zuallererst die Antwort auf die Frage: Darf die Kartoffel-Diät jedem empfohlen werden?
Die Kartoffel-Diät ist eine Jedermann-Diät. Viele Einschränkungen, die bei anderen Reduktionskuren unerläßlich sind, sind hier überflüssig. Weder sind nur junge Männer und Frauen unter 30 Jahren Kartoffelkur-geeignet, was zum Beispiel für sämtliche Crash-Diäten gilt, noch müssen Menschen mit Herzbeschwerden oder einem kritischen Cholesterinspiegel im Blut ein erhöhtes Risiko in Kauf nehmen, wie zum Beispiel bei vielen Fleisch- und Fett-Kuren. Die Kartoffel ist für den Gesunden wie den Kranken ein hochwertiges, leicht verdauliches und ausgewogenes Nahrungsmittel. Bei vielen Krankheiten wird eine Kartoffel-Schonkost geradezu empfohlen. Es gibt kaum eine Nahrung, die auch von einem angegriffenen Magen- und Darmsystem leichter verwertet werden kann als zum Beispiel Kartoffelpüree. Herzpatienten, die zusätzlich wegen ihres Übergewichts sogar als schwerkrank einzustufen waren, wurden mit der Kartoffel-Diät erfolgreich ausgeschwemmt. Menschen mit Blutzucker und Bluthochdruck haben, ohne den Einsatz von Medika-

menten, durch eine Kost, die zum Großteil aus Kartoffeln bestand, sogar ihren krankhaften Zustand günstig beeinflussen können.
Sollten Sie auf Anraten Ihres Arztes gerade eine Medikamenten-Kur durchmachen, so ist es empfehlenswert, mit ihm Beginn und Dauer einer Kartoffel-Diät abzustimmen.
Der Vorschlag, Ihren Arzt zu informieren, gilt auch für jede Einnahme eines stark wirkenden Medikaments. Es liegt auf der Hand, daß Lutschbonbons gegen Halsschmerzen, Vitamintabletten oder irgendeine Hautsalbe ohne Einfluß auf den Erfolg Ihrer Diät bleiben. Wenn Sie jedoch gerade Ihrem Übergewicht mit Appetitzüglern zu Leibe rücken, dann sollten Sie dieses Medikament augenblicklich absetzen. Einmal, weil Sie die 700 bis 800 Kalorien der Kartoffel-Diät pro Tag Ihrem Körper getrost gönnen dürfen. Und zum anderen, weil auch bei übermäßigen Essern keine großen Hungergefühle auftreten werden. Außerdem: Das ist ja gerade das Tolle an der Kartoffel-Diät, daß sie durch Essen wirkt und nicht durch Zügeln.
Absetzen sollten Sie während der Kartoffel-Diät womöglich auch jedes Präparat aus der Gruppe der Diuretika. Das sind stark entwässernde Medikamente. Befragen Sie auch dazu Ihren Arzt. Wahrscheinlich wird er Ihnen dazu raten, denn an ihre Stelle treten die Mineralien der Kartoffel, die auf ganz natürliche Weise den gleichen Effekt erzielen.
Eine Reihe weitverbreiteter Medikamente kann unter Umständen den Verlauf und das Ergebnis einer Abmagerungskur beeinflussen. Das gilt mit Einschränkungen auch für die Kartoffel-Diät. Wie Sie am besten darauf reagieren, lesen Sie in dem Kapitel: »Wenn der Erfolg anfangs ausnahmsweise ausbleibt« (Seite 32).
Zur Planung einer erfolgreichen Abmagerungskur gehört der richtige Zeitpunkt. Zwei Tage vor dem Grillfest Ihrer besten Freunde oder vor der Hochzeit Ihrer ältesten Tochter sollten nur wirklich Willensstarke mit einer Drei-Wochen-Diät beginnen. Den idealen Beginn finden manche auf überzeugende Weise: Sie schlagen den Kalender auf und kreuzen jenen Tag an, an dem sie sich in bester Form präsentieren möchten. Es kann der Abflug nach Gran Canaria sein, der Betriebsausflug oder eine Picknick-Party. Ein Blick auf die

Waage zeigt Ihnen, wie lange vorher Sie mit Ihrer Kartoffel-Diät beginnen sollten. Rechnen Sie mit einem Pfund weniger pro Tag. Viele schwören auf einen Freitag als jenen Tag, an dem man sich an das Abmagern am leichtesten gewöhnt. Außerdem können Sie sich um so mehr auf das nächste Wochenende freuen.

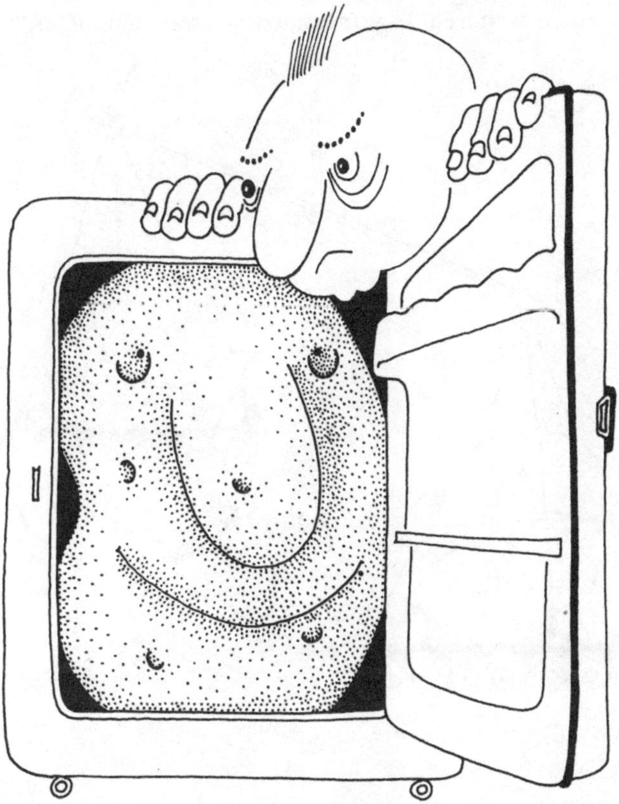

Aber auch bei dieser Frage sollten Sie Ihr Gefühl entscheiden lassen. Es gibt Menschen, die es krank macht, tagelang um einen vollen Kühlschrank herumzuschleichen, immer die übrige Familie mit ungehemmtem Appetit vor Augen. Ihnen fällt aller Anfang an einem Montag wesentlich leichter, wenn

entweder der Bürobetrieb oder der Berufsstreß sie in Atem halten – oder zumindest die anderen, die dauernd an den Kühlschrank gehen, außer Haus sind.
Neben all diesen Überlegungen gibt es noch eine, die eigentlich sehr viel für sich hat. Nämlich die Überlegung, sofort mit der Kartoffel-Diät anzufangen. »Heute ist der erste Tag vom Rest deines Lebens« – dieser Spruch machte vor einigen Jahren bei der Jugend die Runde. Die Jugend hat recht. Warum also einen weiteren Tag ungenützt verstreichen lassen?

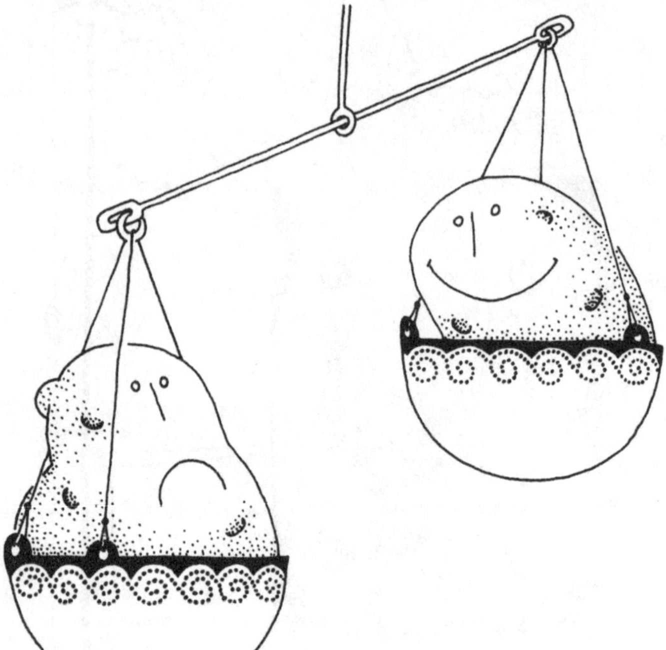

Was Sie von der Kartoffel-Diät erwarten dürfen

Viele von uns klettern jeden Morgen mit weichen Knien auf die Waage. Je nachdem, bei welcher Zahl die Scheibe mit der Kilo-Skala hält, gehen wir betrübt oder vergnügt in den angebrochenen Tag. Meistens betrübt. Wir sind eine Generation von Diätern, die nicht so leicht aufgibt. Es scheint der übereinstimmende Wesenszug aller Übergewichtigen zu sein, es immer und immer wieder zu versuchen.

Vermutlich haben auch Sie schon mehr oder weniger enttäuschende Reduktionsversuche hinter sich. So kennen Sie bereits das Gefühl, das einen überkommt, wenn man einen ganzen Tag lang gehungert und gefastet hat – und die Waage zeigt am nächsten Morgen auf unerklärliche Weise um 500 Gramm mehr an.

Jeden Tag ein Pfund weniger

Schon-oft-Diäter werden deshalb ihren Augen nicht trauen, wenn sie an jedem ihrer Kartoffeltage tatsächlich eines ihrer überflüssigen Pfunde verlieren (mit einer einzigen Ausnahme: am dritten oder vierten Tag bleibt Ihr Gewicht vorübergehend konstant. Dies ist auf die wichtige Umstellung Ihres Wasserhaushaltes zurückzuführen. In den 24 Stunden danach gleichen Sie diese Pause mit einer Abnahme von rund einem Kilogramm meist zur Gänze aus).

Das garantierte Schwinden der Pfunde ist nicht der einzige Grund, der für die Kartoffel-Diät spricht. Ebenso wichtig ist, wie es geschieht. Diese Kur erspart Ihnen ein für allemal das lästige Kalorienzählen. Sie erlaubt Ihnen zwei äußerst schmackhafte und ausreichend sättigende Kartoffel-Gerichte, die mit Obst, Gemüse oder Salat angereichert werden. Inkluse Frühstück und, je nach Diät, zwei Zwischengerichten, sind 700–800 wohlschmeckende Kalorien pro Tag für Sie vorgesehen. Sie werden die Erfahrung machen, daß auch ein Nimmersatt mit zehn Kartoffeln täglich oder mehr ein Auskommen findet. Der Sättigungsgrad der Kartoffel-Diät ist enorm. Sie ist ideal für Menschen, bei denen der Hunger sonst über die Willenskraft triumphiert.

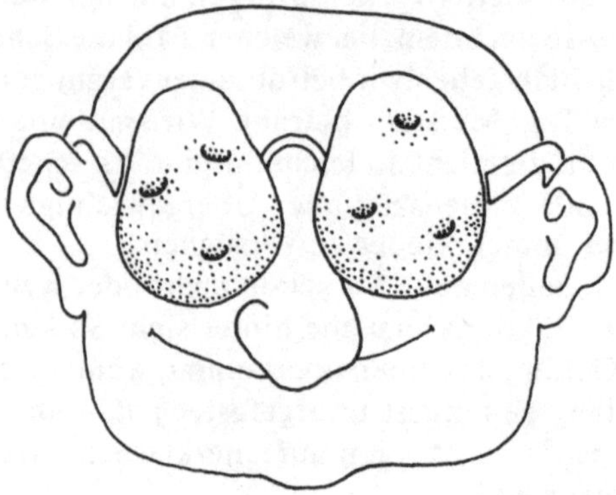

Wie schon erwähnt, ist die Kartoffel-Diät gleichzeitig eine Kur für Körper und Seele. Jede einzelne Kartoffel besitzt einen reichen Schatz an Wirkstoffen, wie ihn so manches Vier-Gänge-Menü in einem Drei-Sterne-Restaurant nicht bietet: Vitamine, Hormone, Schlankmacher. Es ist ein gutes Gefühl zu wissen, daß man mit jedem Bissen ein Stück Gesundheit aufnimmt. Es kann sein, daß Sie in Zukunft die Kartoffel bei keiner Mahlzeit missen wollen. Daß Sie geradezu süchtig werden nach dem, was ihr Genuß verspricht: tiefer und langer Schlaf, erhöhte Abwehrkraft gegen Erkältung, Hilfe bei Husten, Muskelkrämpfen und manchen Neuralgien, Schutz vor Rheuma, Gicht und Ischias, vielleicht sogar die Ausheilung angegriffener Schleimhäute. Dazu eine schlankere Figur, schöneren Teint, bessere Laune.
Das alles erreichen Sie, indem Sie Ihrem Körper einfach jene Nahrung zuführen, die ihm bekommt und die er vielleicht seit langem vermißt.

Erfinder anderer Diät-Kuren wurden sogar schon vor Gericht zitiert, weil einige ihrer Anhänger einen Herzinfarkt erlitten oder sich sonstigen schweren gesundheitlichen Schaden zufügten. Ragnar Berg, dem Vater der Kartoffel-Diät, gebührt hingegen der »Orden der Vollwertkost«. Kartoffeln sind nahrhaft, leicht verdaulich, wertvoll, vielfältig im Geschmack und kinderleicht zuzubereiten.

Fassen wir also zusammen, was Sie von der Kartoffel-Diät erwarten dürfen: Wenigstens ein Pfund weniger pro Tag. Ohne lästiges Kalorienzählen. Mehr Wohlbefinden, neue Freude am Leben. Ehrlich, hätten Sie diesen unscheinbaren Knollen das zugetraut?

Wenn der Erfolg anfangs ausnahmsweise ausbleibt

In diesem Kapitel liegt die Betonung auf dem Wort »ausnahmsweise«. In 95 von 100 Fällen funktioniert die Kartoffel-Diät ganz automatisch: Essen, ausschwemmen, entschlacken, abnehmen. Dennoch soll hier von jenen Bemitleidenswerten die Rede sein, denen die Vorteile dieser revolutionären Kur in der ersten Phase vorenthalten bleiben. Ihr Problem hat der amerikanische Arzt Frederick Exley scherzend »Corpulentia interrupta« genannt. Er meint damit jene Ungeduldigen und Willensschwachen, die mit ihrer Diät morgens um 9.00 Uhr nach einem ausgedehnten Frühstück beginnen und abends um 19.000 Uhr, rechtzeitig zum Nachtmahl, wieder schwach werden. Zwei Tage danach haben sie es längst bereut, nicht durchgehalten zu haben, und sie beginnen von neuem. Unglückseligerweise entdecken sie gerade dann bei ihrem Kaufmann ein Sonderangebot von Vanilleeis, und sie können nicht widerstehen. Auf diese Weise schaden sie sich gleich mehrfach. Einmal, indem sie eher zu- als abnehmen, und zum anderen, indem ihr Organismus gegen Reduktionsprogramme allmählich immun wird. So ist die »Corpulentia interrupta« nichts anderes als eine Stoffwechselträgheit, verursacht durch wiederholten Diätmißbrauch. Es kann bis zu sechs Wochen dauern, bis ein derart gestörter Organismus wieder normal reagiert. Diesen Menschen wird jeder wohlmeinende Arzt den guten Rat geben: Prüfen Sie vor dem Start ins nächste Diät-Abenteuer genau, ob Sie fest entschlossen sind, es diesmal durchzustehen. Sie tun sich selber keinen Gefallen, wenn Sie einen neuen Mißerfolg auf sich nehmen müssen. Wenn Sie es aber ernsthaft ein weiteres Mal versuchen wollen, so bietet sich auch hier die Kartoffel-Diät geradezu an. Ihr Körper wird es Ihnen zu danken wissen. Um erst mal Ihren Stoffwechsel auf Touren zu bringen, empfehle ich Ihnen eine gelockerte Form der Kartoffel-Diät: Entweder Sie essen von den darin erlaubten Gerichten ganz einfach so viel Sie wollen (bis zur doppelten Menge), oder Sie ergänzen die Kartoffel-Diät nach Gutdünken durch andere Gerichte, wobei Sie jedoch Salz, Zucker und weißes Mehl (Teigwaren, Kuchen) in jedem Fall meiden sollten. Nach einigen Wochen dieser Vorbereitungskur sollten Sie reif sein für das echte Diätprogramm.

Die Erkenntnis, daß eine Stoffwechselträgheit als Folge vorangegangener Versuche den Erfolg einer Abmagerungskur hinauszögern kann, ist noch nicht sehr verbreitet. Sie werden hingegen bereits gehört oder gelesen haben, daß in seltenen Fällen der Erfolg einer Abmagerungskur von Medikamenten und ihren Auswirkungen überlagert oder aufgezehrt werden kann. Das können nicht nur Präparate bewirken, die Sie während der Kur einnehmen, sondern manchmal auch noch jene, die Sie bereits vor längerer Zeit Ihrem Organismus zugeführt haben. Die Nachwirkung dieser Medikamente ist von Patient zu Patient verschieden. Sie kann wochenlang anhalten. Mit diesem Hindernis müssen Sie rechnen, wenn Sie über einen größeren Zeitraum regelmäßig starke Psychopharmaka eingenommen haben: Tranquilizer gegen übermäßige Nervosität und innere Unruhe, Energizer gegen Müdigkeit, Lustlosigkeit und Depressionen, Appetitzügler gegen übermäßige Essenslust. Alle diese Präparate enthalten Wirkstoffe, die nur eine sehr langsame Umstellung von Gewichtszunahme auf Abnahme zulassen. Es wäre falsch, die Abmagerungskur deshalb gar nicht erst zu beginnen oder nach wenigen Tagen verärgert abzubrechen. Auch wenn Sie es auf der Waage noch nicht merken, vollzieht sich in Ihrem Körper bereits ein Wandel, der gerade nach dem Mißbrauch starker Medikamente äußerst empfehlenswert sein kann. Das einzige, das Sie beizusteuern haben, ist in diesem Fall Geduld, bis die Medizindepots in Ihnen ihre Wirkung verloren haben. Sie können diesen Vorgang durch Ärger oder Zorn nicht beschleunigen. Nehmen Sie ihn einfach hin – und freuen Sie sich auf die Zeit, in der Sie nicht mehr unter fragwürdigen Medikamenten leiden, sondern von den Heilkräften der Natur profitieren.

Auch die Einnahme von Geschlechtshormonen kann den

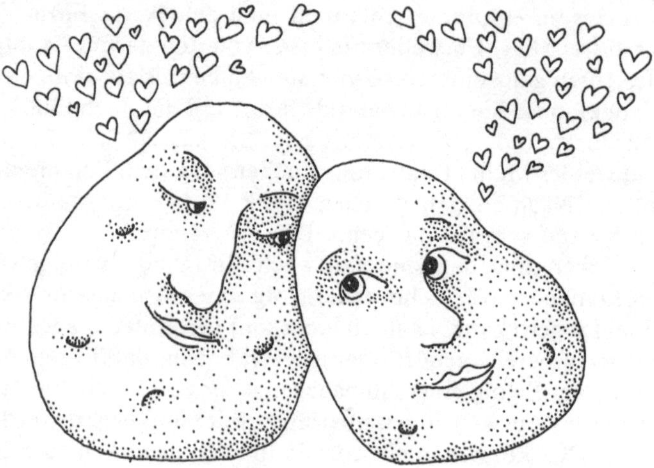

Verlauf einer Abmagerungskur beeinflussen. Dieses Problem kann Frauen wie Männern gleichermaßen zu schaffen machen. Weibliche Hormone werden vor allem mit der Antibaby-Pille oder im Rahmen einer Östrogen-Therapie während und nach der Menopause verordnet. Das männliche Geschlechtshormon Testosteron wird häufig bei mangelnder Keimdrüsentätigkeit des Mannes verschrieben. In einem solchen Fall liegt es vor allem an Ihnen, zu entscheiden, welcher Effekt für Ihren Körper wichtiger ist: die Hormonkur oder die Abmagerungskur.
Mitunter liegt es auch an der Schilddrüse, wenn die Skala der Waage konstant nach oben geht. Entweder, weil diese wichtige Drüse eine zu geringe Menge an Hormonen absondert, oder weil der Organismus das Schilddrüsenhormon nicht in vollem Umfang verwertet. In beiden Fällen hat Ihr Arzt vermutlich ohnedies schon entschieden, was Sie gegen diese Störung unternehmen sollen. Neue und verfeinerte Untersuchungsmethoden haben gezeigt, daß Zusammenhänge zwischen einer Schilddrüsen-Unterfunktion und Übergewicht viel häufiger sind, als man bisher angenommen hat. In den meisten medizinischen Lehrbüchern steht noch zu lesen, daß ungefähr jeder fünfzigste Dicke eine kranke Schilddrüse besitzt. Vermutlich gilt dies aber tatsächlich für jeden fünften übergewichtigen Menschen.

Ich erinnere daran, daß dieses Kapitel den Ausnahmen gewidmet ist. Und ich betone ausdrücklich, daß alle diese Hürden auf dem Weg zum Ziel zu nehmen sind. Deutsche, Schweizer und amerikanische Ärzte haben die Kartoffel-Diät auch aus wissenschaftlichen Motiven gerade bei Schwerkranken angewendet. Diese Patienten hatten oft jahrelangen, hohen Medikamentenkonsum hinter sich. Nicht wenige durften auf ihre Medikamente auch während der Kartoffel-Diät nicht vollständig verzichten. Es gab unter diesen vielen klinisch getesteten Fällen keinen einzigen, bei dem die Kartoffel-Diät nicht erfolgreich war. Wenn es eine Diät gibt, die ohne zu schaden immer und bei jedem wirkt, dann ist sie es.

Ich habe diese Ausnahmen nicht angeführt, um Ihnen ein paar passende Ausreden anhand zu geben. »Schwere Knochen«, »der Stoffwechsel«, »die Schilddrüse« sind oft nur der Ausdruck mangelnder Willensstärke. Ich meine, statt sich selbst zu belügen, sollten Sie sich in einem solchen Fall ehrlich eingestehen: »Ich weiß, daß ich diesmal nicht durchgehalten habe.«

Wie Sie den Versuchungen besser widerstehen können

Wir essen, um zu überleben. Der Instinkt, der uns zu Tisch oder noch öfter an den Kühlschrank treibt, ist ähnlich dem Instinkt, der uns ohne Unterlaß atmen läßt. Mit einem grundlegenden Unterschied: Niemand handelt sich Probleme ein, wenn er zuviel und zu häufig atmet.

Der Nahrungsinstinkt leitet und verleitet nicht jedermann gleich. Hunger und Appetit sind bei Menschen mit Übergewicht stärker ausgeprägt als bei normalgewichtigen. So vielschichtig die psychischen und physischen Ursachen auch sein mögen, so steht doch außer Zweifel: Niemand wird dick, wenn er nicht mehr ißt, als sein Körper verbraucht. Und niemand wird dünn, wenn er nicht weniger ißt, als sein Körper braucht.

Aber wie jeder Diäter weiß, ist es mit dem Kalorienzählen allein nicht getan. Der lustvolle Vorgang des Essens ist viel zu kompliziert, als daß er sich allein durch den Entschluß, sagen wir, die Tortengabel nicht mehr zum Mund zu führen, unterbinden ließe. Die Bewegung der Hand ist ja nur der letzte und schwächste Teil einer Kette.

Jeder, der ißt, hat normalerweise ein augenblickliches Bedürfnis nach Befriedigung. Es ist etwas Wunderbares, auf einen ganz bestimmten Leckerbissen Appetit zu verspüren. Zu wissen, daß er im Kühlschrank nur darauf wartet, einem Freude zu bereiten, ihn schließlich aus seinem kalten Verlies zu holen und ihn sich genußvoll zu Gemüte zu führen.

Nahrung ist wie eine Droge. Sie ist die billigste, in größten Mengen vorhandene, vielfältigste und in jedem Augenblick greifbare Psychomedizin, die wir kennen. Schon die alten Griechen wußten, daß unser wichtigstes Verdauungsorgan nicht der Magen ist, sondern das Gehirn. (Was für Hunger gilt, gilt übrigens auch für Sex.)

Die Psychoanalyse hat diese Überlegungen mit ihren Erkenntnissen in den letzten drei Jahrzehnten revolutioniert. Sie hält es für erwiesen, daß der übergewichtige Patient sich nie ganz von der lustvollen Erinnerung an die Mutterbrust gelöst hat. Wenn auch der Zusammenhang zwischen Depression und Dicksein keine Erfindung unseres Jahrhunderts ist, so ist die alte Streitfrage noch immer unbeantwortet: Werden übergewichtige Menschen depressiv, weil sie zu dick sind, oder werden sie dick, weil sie depressiv sind?

Die Statistik gibt allerdings einen interessanten Hinweis: Die Selbstmordrate unter Menschen mit Übergewicht liegt erheblich unter dem Durchschnitt. Also ist der Schluß erlaubt, daß Menschen mit überflüssigen Pfunden bei aller Bekümmertheit ganz gut mit ihrem Los fertig werden.

Aus all den neuen Erfahrungen spricht eine wichtige Erkenntnis, die sich jeder, der überflüssige Pfunde loswerden möchte, zu eigen machen sollte: Essen muß Lust verschaffen – auch während einer Abmagerungskur. Tut es das nicht, bleibt – psychisch gesehen – der Hunger ungestillt. Und der Hungernde wird sehr bald einen neuerlichen Versuch unternehmen, sich seinen Wunsch im wahrsten Sinne des Wortes zu erfüllen.

Wie aber lassen sich die Befriedigung unseres Lustgefühls und die Bekämpfung unseres Übergewichts auf einen Nenner bringen? Nicht ohne Grund habe ich am Anfang dieses Buches geschrieben: »Mögen Sie Kartoffeln? Wenn ja, kann man Ihnen nur gratulieren.« (Wenn nein, haben Sie dieses Buch vermutlich gar nicht bis hierher gelesen.) Ich gratuliere Ihnen jetzt erneut. Denn ich bin der Meinung, daß die schmackhafte, vielfältige Kartoffel in den Rezepten, die wir Ihnen empfehlen, all ihre Wunder- und Heilkräfte auf Sie überträgt. Ich bitte Sie deshalb, während Ihrer Kartoffel-Diät jeden Bissen bewußt zu verzehren und sich dabei vorzustellen, wie Sie sich mit Schlankmachern und Gesundmachern, mit Vitaminen und Mineralien, innerlich »erfüllen«. Werden Sie vollends zum Kartoffel-Fan, und Sie werden es viel leichter haben, Ihr Ziel zu erreichen.

Die Kartoffel-Diät wirkt nicht, indem Sie hungern, sondern indem Sie essen. So brauchen Sie weniger Selbstbeherrschung, Disziplin und Willensstärke als Anhänger anderer

Abmagerungskuren. Erklären Sie sie zur »Freuden-Diät«, freuen Sie sich auf die erste Kartoffelwoche! Stürzen Sie sich in den ersten Kartoffel-Tag. Es wird ein Erlebnis für Sie sein, wie Ihr Speck dahinschmilzt. Ein Pfund pro Tag. Und die Ärzte haben nichts dagegen, wenn Sie diese Kur zwei, drei, vier Wochen oder noch länger durchhalten.
»Eine unbefriedigende Mahlzeit«, sagen die Psychologen, »verfehlt völlig ihren Zweck«. Die Kartoffel-Diät ist eine »Appetit-Diät«. Sie schmeckt mit jedem Bissen und sie wirkt mit jedem Bissen. Sie werden es mühelos schaffen, auf all jene Nahrungsmittel zu verzichten, die in der Kartoffel-Diät nicht enthalten sind.
Die meisten von uns essen nicht aus Hunger oder Lust zuviel, sondern aus Gewohnheit. Wir wurden doch alle dazu erzogen, unseren Teller leerzumachen. Wir wurden die ganze Kindheit lang mit Leckereien belohnt, mit Nahrungsentzug bestraft. So hat es sich ergeben, daß nicht unser augenblicklicher Energiebedarf das Maß dessen ist, was wir essen. Appetit, Erziehung, Höflichkeit, Langeweile und Sucht bestimmen in Wirklichkeit, ob, was, wann und wieviel wir essen. Bei dicken Menschen ist dieses Fehlverhalten stärker ausgeprägt als bei normalgewichtigen. Kann es nicht unter Kontrolle gebracht werden, ist der Kampf verloren, noch ehe er begonnen hat.
Wahrscheinlich gilt das auch für Sie: Gewisse Handlungen, Gefühle, Plätze sind gleichbedeutend mit Essen. Ganz automatisch stopfen wir uns mit Nahrung voll, wenn solche Impulse auftreten. Die Psychologen nennen das »Kaloriengewinn ohne Lustgewinn«.
Techniken der Psychotherapie ermöglichen es, dieses erlernte Fehlverhalten zu erkennen und zu »verlernen«, indem es durch ein neues Verhaltensmuster ersetzt wird. Nach dem Motto: Ändern Sie nicht nur Ihr Eßverhalten, ändern Sie sich selbst.
Allerdings: Wer seinen Hunger manipulieren möchte, muß schon recht einfallsreich sein. Dieses Kapitel verrät Ihnen die erfolgsversprechendsten Tricks. Sie sind in 20 Programme unterteilt.

Führen Sie ein Tagebuch des Essens

Schreiben Sie möglichst zwei Wochen lang auf einem Notizblock alles auf, was Sie essen und trinken – außerdem die Uhrzeit, den Platz, was Sie gerade tun, wie lange das Essen dauert, ob Sie dabei allein sind oder nicht, und Ihre Stimmung: glücklich, traurig, niedergeschlagen, zornig, gelangweilt, ausgelassen usw.

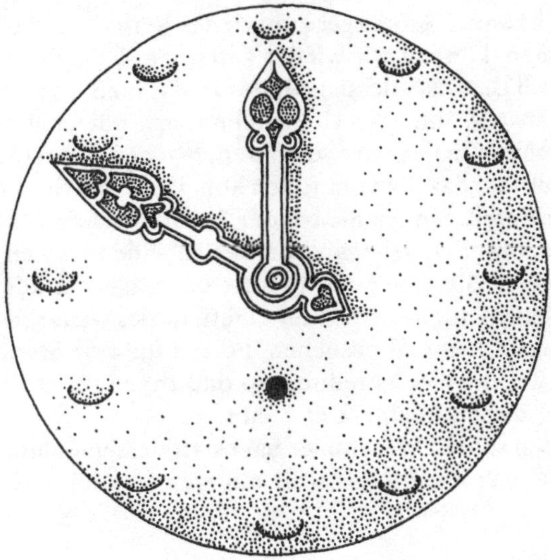

Diese Übersicht ist von doppeltem Nutzen. Wenn Sie einmal schwarz auf weiß vor Augen haben, wieviel und was alles Sie tatsächlich zu sich nehmen, werden Sie von der Notwendigkeit, das zu ändern, überzeugt sein. Nun studieren Sie Ihre Aufzeichnungen einmal mit den Augen eines Detektivs. Sie werden eine verblüffende Entdeckung machen: Es gibt regelrechte »Problemzonen« in Ihrem Leben – Uhrzeiten, Termine, bestimmte Daten, Plätze, Stimmungen, ja sogar Menschen, die Sie offensichtlich dazu verleiten, die Hand nach etwas Eßbarem auszustrecken, ohne daß Sie dies ursprünglich wollten.

Sie werden vielleicht entdecken, daß Sie um vier Uhr nachmittags unausweichlich hungrig werden. Daß ein Disput mit Ihrem Lebenspartner oder Ihrem Vorgesetzten Sie dazu bringt, Trost bei einer Tafel Schokolade zu suchen. Daß Sie Ihre Nervosität oder Langeweile beim Autofahren mit Knabbereien bekämpfen, daß nach der allmonatlichen Einladung bei Tante Fanny, die zurecht auf ihre Kochkünste stolz ist, hinterher zwei Tage lang Ihre Kleider spannen. Daß Sie beim Fernsehen eine Schachtel Kekse essen, ohne daß Sie es richtig merken.

Gefahr erkannt, Gefahr gebannt. Jedes Verhalten, das wir erlernt haben, können wir wieder verlernen. Es gelingt am besten durch die Statt-dessen-Methode: Wenn Sie wissen, daß Sie, sagen wir, um vier Uhr nachmittags oder nach einem Streit regelmäßig Hunger verspüren, machen Sie in dieser Situation etwas, das Sie vom Essen abhält. Gehen Sie zum Beispiel spazieren. Singen Sie bei der Autofahrt. Schmökern Sie während des Fernsehens nebenbei in einem neuen Buch. Oder spielen Sie eine Schachpartie nach, basteln oder strikken Sie etwas für Ihre Kinder. Treffen Sie, wenn Sie Tante Fanny wieder einmal besuchen, bereits für eine Stunde später eine wichtige Verabredung, so daß Ihnen für ein opulentes Mahl diesmal keine Zeit bleibt.

Sie werden sehen: Was immer Sie »statt dessen« machen, ich wette, Sie werden abends stolz auf sich sein.

Programmieren Sie sich auf Erfolg

Setzen Sie sich eine Serie von Nahzielen anstelle eines unerreichbar scheinenden Erfolges. Sagen Sie zum Beispiel nicht: Bis zum Sommer möchte ich 32 Pfund abgenommen haben. Nehmen Sie sich lieber vor, bis Freitag nächster Woche um fünf Pfund leichter zu sein. Nehmen Sie ein weißes Blatt Papier und zeichnen Sie Ihre Gewichtstabelle. Sie brauchen dafür 21 Linien: Das sind die fünf Pfunde, die Sie verlieren wollen, unterteilt in viertel und halbe Pfunde. Fangen Sie ganz oben mit Ihrer Gewichtskurve an. Jeder Gewichtsverlust wird sich als ein deutlicher Knick nach unten dokumentieren. Hängen Sie diese Tabelle an einen bevorzugten Platz, so daß Sie sie immer vor Augen haben. Leisten Sie sich eine zuverlässige Waage, auf der Sie Ihr Gewicht möglichst auf hundert Gramm genau ablesen können. Wiegen Sie sich jeden Morgen zur gleichen Zeit, wenn Ihr Gewicht am geringsten ist. Schließlich lassen Sie von jener Aufnahme eine Vergrößerung machen, auf der Ihre Figur am unmöglichsten ist – als Erinnerung, aber auch als Ansporn.

Essen Sie künftig nur noch an einem Platz

Selbst wenn es nur um ein paar Kartoffel-Chips oder um einen halben Apfel geht, setzen Sie sich in Zukunft immer an Ihren Eßplatz. Benutzen Sie Teller und Besteck, ganz so, als gäbe es ein Vier-Gänge-Menue. So machen Sie sich jeden Bissen bewußt, und Sie kommen davon ab, automatisch und unüberlegt Nahrung zu sich zu nehmen. Machen Sie das gleiche im Büro. Naschen Sie nicht mehr da und dort. Nehmen Sie Ihre Haupt- und Zwischenmahlzeiten am Schreibtisch und in der Kantine ein, nirgendwo sonst.

Essen Sie von kleineren Tellern

Sie glauben nicht, wie wirkungsvoll ein so leicht durchschaubarer Trick sein kann. Der innere Antrieb aufzuessen, hat meist nichts mit einem vollen Magen zu tun, sondern mit dem leeren Teller. Wie oft haben Sie schon die Schüssel mit den Erdnüssen leergegessen, nur »damit sie weg« sind.

Servieren Sie kleinere Portionen

Wenn Sie je in einem sehr guten Restaurant Canapés bestellen, werden Sie überrascht sein: Das sind winzigste, kreisrunde Appetithappen von der Größe eines Mark-Stückes. Sie werden begeistert sein, wie gut dieser Leckerbissen schmeckt. Machen Sie's den First-Class-Köchen nach. Auch die Gerichte der Kartoffel-Diät sind diesbezüglich ein gutes Beispiel. Garnieren Sie die Produkte Ihrer Küche mit Gemüsen, mit Kräutern, mit Liebe und Phantasie. Sie werden merken: Ihr Auge ißt mit. Nicht allein, was Sie servieren macht es aus, sondern auch wie.

Essen Sie bewußt und langsam

Sie werden mit der Zeit nur noch das zu sich nehmen, was Sie wirklich bejahen. Genießen Sie es auch: Seien Sie sich jedes Bissens bewußt, den Sie in den Mund stecken. Betrachten Sie einmal eine Petersilien-Kartoffel. Ist es nicht ein prachtvoller Anblick, diese saftig grünen Kräuter auf der goldgelben Knolle? Achten Sie darauf, wie herrlich das schon riecht. Und jetzt erst schneiden Sie das gute Stück in kleine Bissen und stecken den ersten in den Mund. Welch ein Genuß! Es hat nicht nur mit Psychologie zu tun, wenn ich Sie bitte, jeden Bissen etwa 25mal zu kauen. Sie erleichtern Ihren Verdauungsorganen kolossal die Arbeit (erinnern Sie sich an die Kühe in Ihrem letzten Urlaub auf dem Lande). Legen Sie Messer und Gabel zwischendurch ab und denken Sie kurz an jene Bemitleidenswerten, die ihr Essen hinunterschlingen, ohne es wirklich auszukosten.

Fasten Sie mit einem Partner

Geteiltes Leid ist halbes Leid. Das gilt auch für das Abnehmen. Auf diesem Gebiet haben sich Gruppentherapien als sehr wirksam erwiesen. Überreden Sie Ihre Angehörigen, Freunde, Freundinnen, Nachbarn und Bürokollegen mitzumachen. Der Enthusiasmus einzelner kann für eine ganze Gruppe zum Segen werden. Jeder Ansporn stärkt Ihr Durchhaltevermögen. Jeder Erfahrungsaustausch gibt Ihnen das Gefühl, nicht allein zu sein. Jede Anerkennung durch die

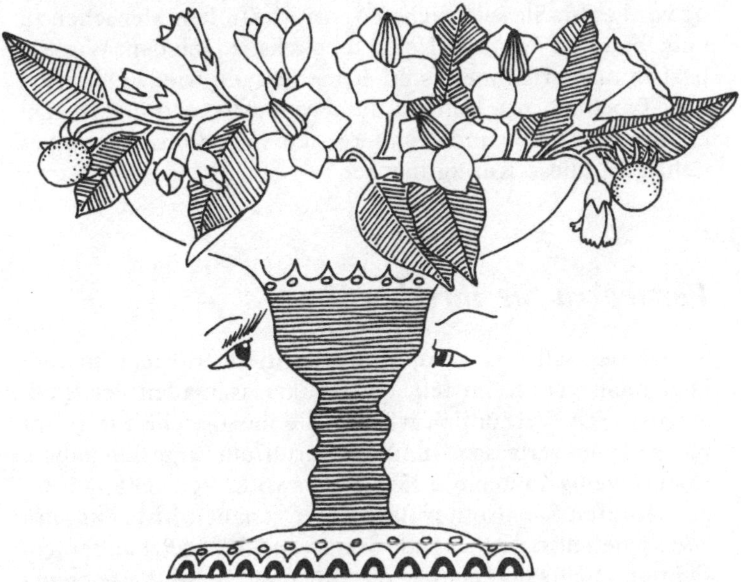

Gruppe zählt doppelt, da jeder Ihre Leistung genau abzuschätzen vermag.
Die Kartoffel-Diät ist eine ideale Ehepaar-Diät, gerade auch, wenn ein oder beide Partner berufstätig sind. Kuren Sie also gemeinsam. Bitten Sie die Nicht-Kurenden, Versuchungen möglichst von Ihnen fernzuhalten: keine Naschereien, keine Schlemmereien, keine überschwenglichen Schilderungen von Grillfesten oder Arbeitsessen. Schließlich wird Ihre Familie zu allererst davon profitieren, wenn Sie auf diese Weise zu einer schlanken Figur und neuer Lebenslust finden.

Meiden Sie den Vielfraß

Es liegt auf der Hand, daß Sie sich in der Nähe von Wenig-Essern jetzt wohler fühlen werden als neben einem Vielfraß, der mühelos ein Dreitausend-Kalorien-Menü verdrückt (noch dazu womöglich, ohne dick zu werden). Ebenso wichtig wird es für Sie sein, sich mit positiv erfüllten Menschen zu umgeben und negative Typen möglichst zu meiden. Was Sie jetzt brauchen können, sind Bemerkungen wie: »Du siehst aber fabelhaft aus, seitdem du abnimmst«, und nicht: »Du kommst mir müde und desinteressiert vor. Meinst du, daß es richtig ist, diese Kur zu machen?«

Verstecken Sie Ihre Vorräte

Sie werden selbst so vernünftig sein, die Kartoffeln für Ihre Diät nicht gerade im feinsten Delikatessenladen der Stadt einzukaufen. Vermutlich würden Sie das Geschäft mit fünf vollen Tüten verlassen – und die Kartoffeln vergessen haben. Ebensowenig sollten Sie sich anderswo in Versuchung bringen. Kaufen Sie also nur nach einer genauen Liste ein, und lassen Sie selbst verlockende Sonderangebote jetzt unberücksichtigt. Die paar Pfennige, die Ihnen auf diese Weise entgehen, bekommen Sie durch die Kartoffel-Diät mehrfach wieder herein – sie ist die billigste Diät, die man empfehlen kann. Sorgen Sie dafür, daß Sie die nötigen Zutaten in ausreichender Menge zu Hause haben: Kräuter, Gewürze, Gemüse und Obst. Sie werden sonst dazu verführt, etwas anderes zu essen, als Sie eigentlich sollten oder wollten.
Sorgen Sie jetzt dafür, daß Ihnen Eßbares möglichst nicht unter die Augen kommt. Lassen Sie zum Beispiel Wurst und Käse nicht ohne Verpackung oder gar in Klarsichtfolie im Kühlschrank liegen. Sie werden der Versuchung eher widerstehen, wenn Sie derartige Nahrungsmittel zwei- besser dreifach verpackt ganz unten, ganz hinten deponieren. Bitten Sie Ihre Angehörigen um Verständnis und Unterstützung.

Hungern Sie nicht vor 11 Uhr

Unser Körper kann jede Art von Nahrung in Fett verwandeln – und tut es auch, wenn er zuviel davon bekommt. Und doch gibt es dabei einen wichtigen Unterschied. Entdeckt hat

ihn Dr. Ronald Gatty, Chef der Medizinischen Schule an der Universität von Minnesota.
Er rät, beim Essen mehr als bisher auf die Uhr zu schauen. Denn was wir vor 11 Uhr vormittags zu uns nehmen, wird vom Körper größtenteils in Energie und kaum in Fett umgesetzt. Alles, was wir nach 11 Uhr essen, dient in erster Linie dem Auffüllen der Vorratsdepots – es wird zu Fett.
Das bestätigt die alte Weisheit: frühstücken wie ein König, mittagessen wie ein Edelmann, abendessen wie ein Bettler.
Nicht wenige fangen, um schlank zu werden, den Tag wie ein Bettler an. Sie fasten bis zum Mittagessen – eine narrensichere Methode, genau das Gegenteil dessen zu erreichen, was sie bezwecken wollen.
Machen Sie es besser: Versuchen Sie, in der zweiten Hälfte des Tages möglichst mit kalorienarmer Nahrung auszukommen: mit Obst, Gemüsen, Salat, Kartoffeln oder mit Kalbfleisch, Fisch, Hüttenkäse.

Belohnen Sie sich für jedes Kilo weniger

Die größte Belohnung für erfolgreiches Abnehmen ist mit nichts zu vergleichen: Sie besteht darin, daß Sie besser aussehen und sich wohler fühlen werden als je zuvor. Aber dieser Lohn wird möglicherweise noch etwas auf sich warten lassen. Setzen Sie deshalb Zwischenziele: Belohnen Sie sich für jedes verlorene Kilogramm mit einem kleinen Geschenk. Warten Sie damit nicht, bis Ihnen für Ihr Durchhaltevermögen ein Ansporn fehlt. Sie haben es sich verdient – und verstärken damit einen wichtigen Entschluß, von dem Sie und Ihre Familie unendlich profitieren können. Legen Sie im voraus eine Liste an, womit Sie sich belohnen, wenn Sie zwei, vier, sechs, acht oder zehn Pfund abgenommen haben werden. Denken Sie sich ruhig ein paar Wünsche aus, die Sie sich sonst in dieser Woche kaum erfüllen würden: Vielleicht ein schönes Buch, eine neue Schallplatte, einen duftenden Blumenstrauß, eine Theaterkarte. Hausfrauen, die während ihrer Kur die übrige Familie auf gewohnte Weise mit appetitlicher Kost versorgen, ohne dabei schwach zu werden, verdienen eigentlich doppelte Belohnung. Sie werden Ihre Familie eher dazu bekommen, Sie während der Diät zu unterstützen, wenn Sie Ihre Lieben in die Belohnung miteinbeziehen. Das Geld dafür haben Sie zum Teil ohnedies beim Kostgeld eingespart.

Seien Sie klüger als Ihre Hungerdrüse

Sie heißt Hypothalamus und ist die Schaltstelle unserer Begierden. Hier entstehen Empfindungen wie Hunger und Durst. Hier wird das Verlangen nach Schlaf gesteuert. Hier wird unsere Körpertemperatur überwacht. Hier werden unsere sexuellen Bedürfnisse lebendig. Auf hochkomplizierte Weise stehen diese Vorgänge in einem interessanten Zusammenhang. Ein Beispiel dafür kennt jeder: Selbst Vielesser verspüren in der Hitze des Sommers eindeutig weniger Appetit als sonst. Andererseits gibt es Menschen, die nach einem intensiven Liebeserlebnis einen solchen Heißhunger verspüren, daß sie den halben Kühlschrank plündern.
Der amerikanische Wissenschaftler J. R. Brobeck ist der Meinung, daß es mehrere Methoden gibt, die Hungerdrüse zu überlisten. Eine funktioniert besonders verblüffend – mit Wärme. Dr. Brobeck rät: Erhöhen Sie Ihre Körpertemperatur und Sie vertreiben das Hungergefühl. Wärme von innen, zum Beispiel durch heiße Speisen oder Getränke, ist seiner Meinung nach ebenso wirksam wie Wärme von außen. Schlüpfen Sie also in wärmere Sachen und legen Sie nachts eine Extradecke ins Bett. Dementsprechend sollten Sie sich nach Meinung des Wissenschaftlers vor strenger Kälte hüten: Nicht nur, weil sie Ihren Wärmebedarf erhöht, sondern weil sie offensichtlich auch noch herzhaften Appetit auslöst. Denken Sie nur an die Bezeichnung »Heißhunger«. Selbst bei Menschen mit einem gutfunktionierenden Regulationssystem kann es bei Gänsehaut lange dauern, bis das Verlangen nach Nahrung wieder nachläßt. Wobei ein Glas heißer Tee den Hypothalamus schneller beruhigt als etwa ein Butterbrot mit Schinken.
Dr. Brobeck hat auch bestätigt, daß dicke Menschen Kälte

nicht so intensiv empfinden wie dünne. Das mag für sie insgesamt ein Vorteil sein. Wenn es aber darum geht, die Hungerdrüse auszutricksen, sind Menschen mit starkem Übergewicht benachteiligt. Ihre Fettschicht verfälscht die normale Körperreaktion auf Hitze oder Kälte. Auf Wärme von außen reagiert ihr Hypothalamus nur langsam und minimal. Hier bleibt das heiße Getränk das einzig wirksame Mittel, um Hungergefühle dort zu bekämpfen, wo sie ursprünglich entstehen - im Gehirn.

Flüssigkeit passiert den Magen besonders rasch und geht schneller ins Blut als Nahrung in fester Form. Ihre Wärmesignale wirken innerhalb von Minuten. Offensichtlich ist die gleiche Drüse im Gehirn daran schuld, daß es manche Menschen nachts aus dem Bett und in die Küche treibt, wo sie wie im Halbschlaf den Kühlschrank leeren. Normalerweise steigt unsere Körpertemperatur mittags an und erreicht vor Mitternacht ihren Höhepunkt. Aber nicht wenigen Menschen geht es so wie Tieren im Winterschlaf. Ihre Temperatur erreicht den Spitzenwert schon gegen Mittag und nähert sich am späten Abend wieder dem Tiefpunkt. Falls Sie glauben, daß das auch Ihr Problem sein könnte, sollten Sie abends im Bett noch etwas Heißes trinken. Vielleicht ist es ein wirksames Mittel gegen Ihren Heißhunger zur Geisterstunde.

Stillen Sie den Hunger, der nicht dicker macht – den Hunger nach Sauerstoff

Auch das ist eine erfolgreiche Methode, den Hypothalamus zu betrügen. Diese Drüse kontrolliert nämlich auch den Sauerstoffgehalt im Blut und in den Milliarden Zellen Ihres Körpers. Sauerstoffmangel löst in vielen Fällen einen Fehlalarm aus: Das Gehirn reagiert wie bei Glukosemangel im Blut und vermittelt uns das Gefühl, wir müßten wieder für Energienachschub sorgen, während unser Körper in Wahrheit nach Luft ringt. Das beste und wirksamste Gegenmittel ist Bewegung. Ob Sie spazierengehen, ob Sie an Ihrem Schreibtisch isometrische Übungen machen, ob Sie Radfah-

ren oder den Garten umgraben: Der zusätzlich aufgenommene Sauerstoff kommt zu allererst Ihrem Gehirn zugute. Es gibt ein einfaches wissenschaftliches Experiment, das uns zu denken geben sollte. Es wurde bei Examensarbeiten in einer amerikanischen Universität durchgeführt. Die eine Hälfte der Studenten saß in einer Arbeitspause völlig entspannt auf ihren Plätzen. Die andere Hälfte wurde aufgefordert, fünf Minuten lang die Hände zur Faust zu ballen und wie ein Preisboxer die Muskeln der Oberarme spielen zu lassen. Der Physiologe Laurence Morehouse maß im Anschluß daran bei beiden Versuchsgruppen den Sauerstoffgehalt im Blut. Das geschieht auf einfache unblutige Weise durch das Auflegen einer Membrane auf bestimmte Stellen der Haut. Dr. Morehouse stellte dabei fest, daß die aktivere Gruppe über bis zu 80 Prozent mehr Sauerstoff im Gehirn verfügte als die nichtaktive – und die insgesamt besseren Arbeiten schrieb.
Für die Studenten bedeutete mehr Sauerstoff bessere Leistung und bessere Noten. Für Sie bedeutet mehr Sauerstoff auch weniger Hunger. Machen Sie sich diese Erkenntnis zunutze. Den größten Sauerstoffgewinn erzielen wir durch Bewegungen des Oberkörpers und der Arme (denken Sie nur an die großen Dirigenten: Sie bleiben alle bis ins hohe Alter agil und schlank), also durch Tennisspielen mehr als durch Radfahren, durch Gartenarbeit mehr als durch Wandern, durch Schwimmen mehr als durch Jogging. Jede körperliche Betätigung kostet Sie gleichzeitig Energie – Energie, die sich zu Tausenden von Kalorien addiert. Und der Verlust von 8000 Kalorien befreit Sie schon wieder von einem Kilogramm Übergewicht.

Lassen Sie nicht Ihren Magen darüber entscheiden, wann Sie satt sind

Wir haben gelernt, daß unser Gehirn bei Hunger, Kälte oder Sauerstoffmangel uns in die Stimmung versetzt, alle guten Essensvorsätze zu vergessen. Der Hypothalamus leistet gründliche Arbeit. Diese Drüse löst zwar Appetit aus, sie widerruft dieses Gefühl aber nicht. Sie befiehlt uns, mit der

Nahrungsaufnahme zu beginnen, sie läßt uns jedoch im unklaren, wann es wieder ratsam wäre, damit aufzuhören.
Die Grenze zwischen Hunger und Sattheit ist für uns lange nicht so deutlich wahrnehmbar wie zwischen Kälte und Wärme oder Durst und seiner Befriedigung. Wenn Sie also warten, bis Ihnen das Gehirn bei einem opulenten Mahl signalisiert: »Es reicht«, haben Sie mit Sicherheit das Mehrfache an Nahrung zu sich genommen, als Ihr Körper tatsächlich braucht.
Die einzelnen Komponenten unserer Gerichte brauchen unterschiedlich lang, bis ihre Wirkstoffe aufgelöst werden und uns im Blut zur Verfügung stehen. Am schnellsten werden Wasser und Mineralstoffe verdaut und durch die Wände des Dünndarms in den Blutstrom geschleust. Dann folgt als erster wichtiger Bestandteil unserer Nahrung der Zucker in seinen vielfältigen Formen, zum Beispiel als Fruchtzucker, Milchzucker und Industriezucker. Stärke und Zellulose sind die nächsten. Eiweiß, Proteine und Fett brauchen am längsten, bis sie den Magen verlassen, und werden als letzte absorbiert. Manchmal dauert dieser Prozeß gut und gerne sechs Stunden.
Da also weder Fett noch Eiweiß innerhalb der ersten halben Stunde den Blutkreislauf und damit Gehirn- und Körperzellen erreichen, sollte jeder, der Mühe hat zu wissen, wann er aufhören sollte, nicht mit diesen Nahrungsbestandteilen beginnen. Wenn Sie also über grenzenlosen Appetit verfügen, starten Sie mit Stärke und Zellulose – mit Salat, Suppe, Gemüse, Kartoffeln (ist es ganz schlimm mit Ihnen, sollten Sie sich nicht scheuen, Ihre Mahlzeit mit dem süßen Nachtisch zu beginnen, zum Beispiel mit Kompott).

Entdecken Sie die gesunden Knabbereien

Es muß das Ziel jedes Übergewichtigen sein, so viel Schmackhaftes wie möglich mit so wenig Kalorien wie nötig zu sich zu nehmen. Beinahe alles, was Gottes Natur wachsen läßt, erfüllt diese Bedingungen. Am meisten jedoch alle jene Nahrungsmittel, die unter der Erde wachsen. Es ist eine vielfältige Schar von Freunden, die für Sie bereit steht: Salate, Karotten, Kartoffeln, Blumenkohl, Kohlrabi, Schwarzwurzeln, Kohl, Wirsing, Weißkraut, Rotkraut, Sellerie, Gurke, Kürbis, Melonen. Dann die reichhaltige Palette an Gartenobst und Beeren. Sie alle bestehen im wesentlichen aus Wasser und Zellulose, Vitaminen, Mineralien, Enzymen und lebenswichtigen hormonähnlichen Wirkstoffen. Was ihren Gehalt an Kalorien betrifft, sind sie allesamt Schlankmacher. Eine Tasse Fett zum Beispiel hat etwa 2000 Kalorien. Eine Tasse voll Karottenscheiben nicht einmal 20. Entdecken Sie den Genuß und das Wohlbefinden, den diese Naturprodukte Ihnen bieten. Laden Sie Ihren Teller mit Gemüsen, Salaten und Kartoffeln voll – Sie werden auf genußvolle Weise satt, pumpen sich mit Naturkräften voll und haben kaum Kalorien zu sich genommen. Sie können Ihrem Körper nichts Besseres antun, als alle sonst üblichen Knabbereien (Erdnüsse, Kartoffelchips, Salzstangen, Kekse oder gar Pralinen) zu meiden und künftig zum Beispiel vor dem Fernseher Obst, Karotten oder Kohlrabi zu naschen. Sie werden staunen, wie rasch Ihr Beispiel in Ihrer Familie Schule machen wird.

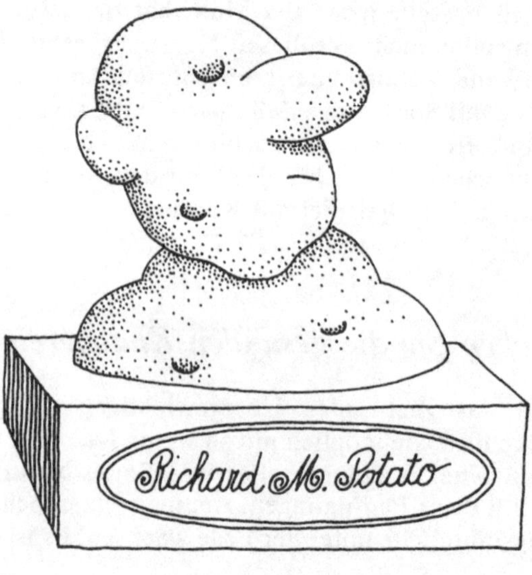

Trinken Sie sich schlank

Es scheint, als hätte schon Pfarrer Kneipp ein Herz für Menschen mit zuviel Appetit gehabt. Aber wer denkt heute noch an ihn und seine Wasserkuren? Viele Menschen mit Übergewicht verzichten während der Abmagerungskur aus Unwissenheit auf die Heilkräfte des Wassers. Vielleicht überzeugt Sie, was Professor Francesco Grande an der Universität von Minnesota entdeckt und zweifelsfrei gemessen hat: Wasser und kalorienarme Getränke sind mitentscheidend über den Gewichtsverlust. Wird während einer Diät auch die Flüssigkeitsaufnahme reduziert, ist der Verlust an Fett erheblich geringer als vergleichsweise bei reichlicher Flüssigkeitszufuhr. Messungen ergaben, daß der Unterschied im Fettabbau bis zu 500 Kalorien am Tag ausmachen kann. Trinken Sie deshalb nach Herzenslust, wenn Ihre Abmagerungskur besonders erfolgreich sein soll. Bei der Kartoffel-Diät haben Sie zusätzlich die Garantie, daß die Flüssigkeit Sie nicht aufschwemmt, da die Kartoffel ja eine besonders stark entwässernde Wirkung besitzt. Beziehen Sie also genügend Trinkwasser, Mineralwasser, Gemüsesäfte und Kräutertees in Ihre Diät-Kur ein. Ein Liter am Tag sollte es mindestens sein. Noch besser ist es, wenn Sie mehr schaffen.

Entdecken Sie die »Psycho-Drogen«, die nicht dick machen

Es ist erwiesen, daß Übergewicht und Depressionen im Zusammenhang stehen. Jeder Mensch hat das Bedürfnis, verwöhnt zu werden, akzeptiert und anerkannt zu sein. Die Psychologen sprechen von Streicheleinheiten, die wir brauchen – für Körper und Seele. Erhalten wir sie nicht von unserer Umwelt, holen wir sie uns selber. Die Verlockung, sich mit Nahrung zu verwöhnen, zu belohnen, zu »streicheln«, ist deshalb so besonders groß, weil das Essen jene Psycho-Droge ist, die für uns am leichtesten zu erringen ist. Es ist einfacher, sich ein schönes, großes Stück Torte zu kaufen, als einen Mitmenschen dazu zu bewegen, daß er uns lobt oder nett

und freundlich ist. Es scheint, als sei für Frauen die Gefährdung durch die Psycho-Droge Essen größer als für Männer. Das liegt daran, daß trotz Aufklärung und Emanzipation die Frau noch immer als die »Gebende«, der Mann als der »Nehmende« angesehen wird. Ein Mensch, der die Bedürfnisse der anderen, Familie, Ehemann, Vorgesetzter, vor seine eigenen stellt, muß unausweichlich nach einem Ausgleich suchen. Daß die Frau dreimal am Tag eine hungrige Familie zu versorgen hat, macht ihren Kampf gegen überflüssige Pfunde auch nicht gerade leichter. Sie muß den Speisezettel festlegen, einkaufen, kochen, und den anderen morgens, mittags und abends womöglich noch Appetit auf das Essen machen. Sie muß ständig mit der kulinarischen Versuchung leben, die um so größer ist, je besser sie kocht.
Frauen haben es nicht nur schwerer, so schlank und rank zu sein, wie die meisten Männer sie wünschen, sie werden auch härter bestraft, falls sie von der Idealvorstellung abweichen. Die Folge ist eine Spirale negativer Gefühle ohne Ende: Verzicht auf Befriedigung eigener Bedürfnisse – Überernährung – Schuldgefühl – Verzicht auf die Psycho-Droge Essen – innere Leere – Schuldgefühle usw.
Es gibt nur einen Ausweg aus diesem Teufelskreis: Erkennen und bejahen Sie Ihre eigenen Bedürfnisse stärker als bisher. Setzen Sie ruhig öfter Ihren Willen durch. Gönnen Sie sich mehr kleine und große Freuden des Lebens als in der Vergangenheit. Das kann z. B. ein Sonnenbad auf dem Balkon sein, ein Schaufensterbummel am Nachmittag – ganz egal, ob sich zu Hause die Arbeit türmt oder nicht. Es kann ein Film sein, den Sie unbedingt noch einmal sehen wollen, oder ein Theaterstück, von dem man neulich auf einer Party so schwärmte. Entdecken Sie Ihre Bedürfnisse und stehen Sie dazu, auch wenn Ihre Familie oder Ihre Freunde dies als Revolution betrachten. Sagen Sie ihnen ruhig: »Das richtet sich nicht gegen euch, daß ich auf einmal ganz anders bin. Ich habe festgestellt, daß ich das brauche. Früher habe ich Torten in mich hineingegessen, jetzt habe ich eben andere Bedürfnisse. Ich lade euch gerne ein mitzumachen. Aber es muß etwas sein, was in erster Linie mir Spaß macht, und nicht unbedingt euch.«
Setzen Sie sich in Ihren bequemsten Sessel und genießen Sie

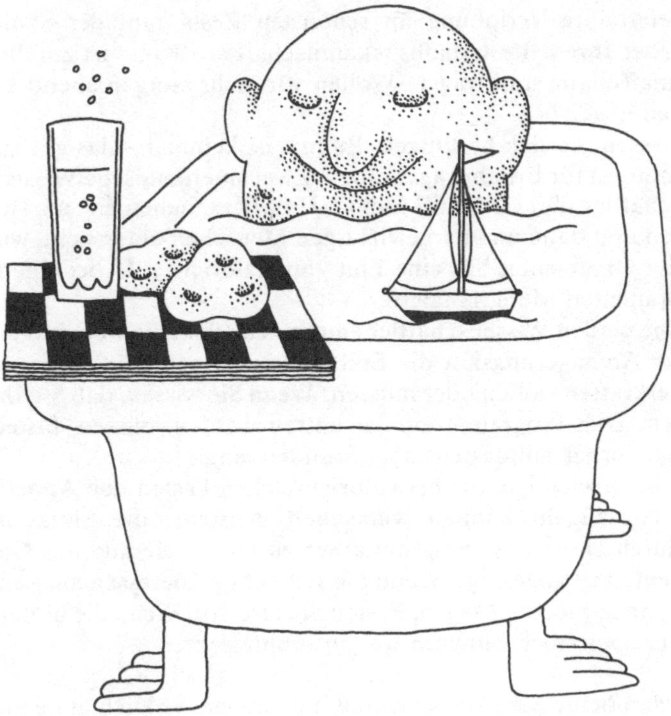

das Fernsehprogramm. Lassen Sie sich ein Vollbad ein und schütten Sie die wohlriechendsten Essenzen dazu. Gehen Sie in die Sauna oder gönnen Sie sich eine Massage. Holen Sie den Wagen aus der Garage oder machen Sie einen Abendbummel. Und Sie werden vielleicht nie wieder der Psycho-Droge Essen verfallen.

Fasten Sie vor, wenn Sie doch einmal schlemmen

Es ist oft wie verhext: Gerade, wenn Sie den sechsten Tag der Kartoffel-Diät standhaft bewältigt haben, überrascht Ihr Mann Sie mit der Nachricht, daß Sie beide bei seinem Chef zum Abendessen eingeladen sind. Oder Ihre beste Freundin

feiert ihre Verlobung im schönsten Restaurant der Stadt. Oder Ihre nette Urlaubsbekanntschaft aus Kreta ist zufällig am Telefon und fragt: »Wollen wir nicht morgen abend essen gehen?«
Lassen Sie sich beruhigen. Einmal ist keinmal – das gilt zumindest für Ernährungssünden. Zwei amerikanische Wissenschaftler, Dr. G. Cahill und G. Hollifield, haben erst an Tieren und dann an übergewichtigen Menschen untersucht, wie der Organismus auf eine Flut von Kalorien, z. B. bei einem opulenten Mahl, reagiert.
Die beiden Wissenschaftler empfehlen allen, die während ihrer Abmagerungskur die Einladung zu einem großen Essen verkraften wollen oder müssen: Wenn Sie wissen, daß Sie Ihrem Diät-Programm einmal untreu werden müssen, fasten Sie vorher mindestens acht Stunden lang.
Übergewichtige, die bei kalorienreichen Festen den Appetit nicht zügeln können, versuchen meistens, die Situation durch einen Fastentag hinterher zu retten. Gerade das Gegenteil ist angezeigt: Wenn Sie sich schon überessen müssen, dann auf leeren Magen. Fasten Sie also vor. Wenn Sie hinterher auch noch hungern wollen – bitte sehr.

Ich möchte Sie zum Abschluß mit einigen wirklich außergewöhnlichen Übungen bekanntmachen, die auf Anhieb vielleicht übertrieben oder weithergeholt erscheinen mögen, andererseits aber sehr hilfreich für Ihre Diät sein können.

Lernen Sie wieder genießen

Das amerikanische Psychologenehepaar Dr. Leonard und Lillian Pearson hat eine Übung entwickelt, die ich allen Menschen empfehle, die schnell und mechanisch essen. Wenn Sie sie hinterher fragen, was sie eigentlich dabei empfunden, welche Genüsse sie verspürt und in Erinnerung behalten haben, werden Sie enttäuscht feststellen: Diese Esser wissen gerade noch, was sie auf dem Teller hatten – mehr nicht. Sie haben nicht den Majoran gespürt, sie haben den feinen Estragon-Geschmack nicht wahrgenommen, sie ha-

ben gegessen, aber nicht genossen. Und da jede Nahrung ihren Sinn verfehlt, die keine Lustgefühle verschafft, entwickeln sich die Unbewußt-Esser fast automatisch zu Viel-Essern. Sie suchen die Befriedigung mit Messer und Gabel immer wieder – und fast immer vergebens.
Dagegen empfehle ich hier eine Übung, die Ihnen hilft, Ihr Essen bewußt wahrzunehmen. Nehmen Sie sich dafür etwa eine halbe Stunde Zeit. Suchen Sie sich, am besten allein, eine ruhige Ecke, in der Sie ungestört sind, und setzen Sie sich entspannt auf einen Stuhl, in einen Sessel, auf eine Couch. Sie brauchen jetzt nur noch eine Karotte, und schon kann es losgehen. Tasten Sie mit der Spitze der Zunge die Mundhöhle ab. Erforschen Sie jeden erreichbaren Winkel. Formen Sie Ihre Lippen zu einem Kußmund. Lassen Sie die Kiefernmuskeln spielen. Kitzeln Sie mit der Zunge Ihren Gaumen. Nehmen Sie die Karotte und führen Sie sie zum Mund. Beißen Sie noch nicht hinein. Nehmen Sie die Karotte in die andere Hand und schieben Sie sie an einer Stelle durch den Mund, die Sie sonst beim Essen kaum berühren, vielleicht ganz außen in den Mundwinkel.
Warum diese Übung? Für viele Esser ist der Mund nichts anderes als die Öffnung, die unsere Nahrung aufnimmt. Ihre Lippen, die Zunge und der Gaumen sind zu unempfindlichen Werkzeugen abgestumpft. Der Essensvorgang läuft überhastet und mechanisch ab. Durchbrechen Sie diese Routine. Beginnen Sie gleich mit der Karotte. Beißen Sie hinein. Kauen Sie bewußt und genüßlich. Schieben Sie das Karottenmus im Mund hin und her. Es hat sich gezeigt, daß solche Übungen das Eß-Bewußtsein fördern. Dieses Bewußtsein ist wichtig, wenn wir Appetit und Hunger unterscheiden und ihnen mit einem Minimum an Kalorien begegnen wollen.

Entspannen Sie sich mit der verblüffenden Couch-Diät

Ich nenne sie so, weil diese Übung so gut wie keine körperliche Anstrengung abverlangt. Das einzige, was Sie tun müssen, ist, sich ganz locker und bequem auf eine Couch zu le-

gen oder in Ihren Lieblingssessel fallen zu lassen. Und nun denken Sie ein paar Minuten lang an Ihr letztes wirklich bedeutendes »Erfolgserlebnis«. An eine Situation, in der Sie besonders brillierten, in der die Menschen um Sie herum zurecht sehr nett zu Ihnen waren und Sie mit gutem Grund stolz auf sich sein konnten. Lassen Sie diese Szene ganz plastisch wie in einem wunderbaren Film zwei-, dreimal hintereinander ablaufen.
Diese Übung hilft Eßsüchtigen, von ihrer Sucht loszukommen. Sie glauben es nicht? Ich will Sie gerne überzeugen. Erfunden hat diese Übung eine ehemals selbst übergewichtige, eßsüchtige amerikanische Psychologin, Dr. Frances Stern, heute Chefin im »Institut für bewußtes Verhalten«. Sie betrachtet das Eß-Problem als Streß-Problem. Nehmen wir einmal folgendes an: Ein Mann kommt von der Arbeit nach Hause. Im Büro hat er eine Menge Ärger gehabt, oder auf der Heimfahrt blieb er in einem Stau stecken, und seine Frau empfängt ihn überdies mit einer unangenehmen Nachricht. Der Mann ist nun aus gutem Grund nervös und gereizt. Was wird er in dieser Situation normalerweise machen?
Er geht wie von einem übermächtigen Magnet angezogen an den Kühlschrank und nimmt sich etwas zu essen oder zu trinken. Diagnose: Eßsucht durch Streß. Therapie: Entspannung durch Träume – wie oben beschrieben.
Trainieren Sie diese »Couch-Diät« erst einmal in ruhiger Verfassung und malen Sie sich einen schönen Tagestraum aus, so daß Sie Ihr Lieblingsprogramm schon parat haben, wenn Sie es dann einmal brauchen.
Nach der Erfahrung von Frau Dr. Frances Stern könnten 85 Prozent aller Eßsüchtigen die Fähigkeit entwickeln, ihren Streß durch Entspannung abzubauen. Diese innere Verführung ist völlig unschädlich.
Fangen Sie also am besten gleich mit dem Training an: Lokker hinlegen, Augen schließen und träumen. Die Wirkung wird Sie überzeugen!

Lassen Sie mich zum psychologischen Feldzug gegen das Übergewicht eines sagen: Ich habe Ihnen hier einige Psycho-Programme empfohlen. Ich persönlich kenne allerdings niemanden, der auch nur annähernd sämtliche befolgt. Und

wenn, wollte ich vermutlich nicht mit ihm meine Mahlzeiten einnehmen.
Wählen Sie deshalb aus den hier beschriebenen Möglichkeiten jene heraus, die Sie überzeugen und die Ihnen praktikabel erscheinen. Beginnen Sie, einen einzigen dieser Ratschläge eine Woche lang konsequent zu befolgen. Zum Beispiel: Jeden Bissen etwa zwanzigmal kauen.
Gehen Sie bei der Veränderung Ihrer Eßgewohnheiten keinesfalls zu zügig vor, und seien Sie nicht zu streng mit sich selbst. Stellen Sie sich darauf ein, daß es etwa fünf Monate dauern wird, bis Sie wirklich von sich behaupten können werden: Ich bin ein anderer Esser geworden.

Was außer Kartoffeln sonst noch erlaubt ist

Sicherlich liegt der Erfolg der Kartoffel-Diät auch darin, daß sie nicht nur aus Kartoffeln besteht. Reichlich frische Kräuter, Ihre Lieblingsgewürze, schmackhafte Gemüse, bunte Salate und frisches Obst erwarten Sie. Greifen Sie ebenso bedenkenslos zu bei Prinzeß-Bohnen, Brechspargel, Steinpilzen, Tomaten, Radieschen, Karotten, Lauch, Spinat, Auberginen, Sauerkraut und grünem Paprika, bei Ananas, Grapefruit, Äpfeln, Bananen, Melonen, Mandarinen, Birnen, Erdbeeren, Aprikosen.

Zwei bis drei Scheiben Knäckebrot zum Frühstück und täglich etwa 20 g Butter oder Margarine für die Zubereitung der Gerichte runden den Speiseplan ab.

Der Tagesnährwert der Kartoffel-Diät liegt – wie schon erwähnt – zwischen 700 und 800 Kalorien. Versuche an Testpersonen haben eindeutig belegt, daß dies das ideale Quantum ist: Es reicht aus, um den Körper mit genügend Kohlenhydraten, Glukose, Proteinen und Vitaminen zu versorgen. Die nötige Energie, die er braucht, holt er sich überdies zu 80 Prozent aus dem Verbrennen von Fettdepots. Würden Sie weniger Kalorien zu sich nehmen, dann würden Sie auch weniger Fettzellen abbauen. In diesem Fall bezieht der Körper einen beträchtlichen Teil seiner Energie aus dem Abbau von Gewebe, Muskeln und sogar Knochen. Daß dies genau das Gegenteil dessen wäre, was Sie erreichen wollen, liegt geradezu auf der Hand.

Hungern Sie also nicht noch zusätzlich. Eher sollten Sie sich zu den etwa zehn mittelgroßen Kartoffeln täglich, die erlaubt sind, noch eine oder zwei zusätzlich gönnen. Damit gefährden Sie Ihr Diät-Ziel bestimmt nicht. Nehmen Sie also lieber einen halben Knödel, einen Löffel Püree, einen Schluck Kartoffelsuppe, eine Petersilienkartoffel oder eine ganze Schüssel

Salat extra, als mit knurrendem Magen zum Kühlschrank zu schleichen und »fremd zu gehen«.
Ebenso dürfen Sie sich Salate und Gemüse nach Herzenslust schmecken lassen. Ab und zu durchaus mehr als sonst.
Sie unterstützen die Wirkung der Kartoffel-Diät, wenn Sie bis zu zwei Liter täglich an Flüssigkeit zu sich nehmen. Erlaubt sind sämtliche Kräutertees, Mineralwässer ohne Zucker, Magermilch, Tomatensaft, Karottensaft, Gemüsesaft und natürlich auch Kaffee und Schwarztee – letztere Ihrem Magen und Ihrem Herzen zuliebe in bescheideneren Mengen. Auf Zucker und Milch müssen Sie verzichten.
Sparen Sie jedoch nicht mit Gewürzen. Verwenden Sie Rosmarin, Thymian, Majoran, Bohnenkraut, Dillkraut, Petersilie, Basilikum, Knoblauch und Zwiebeln nach Belieben. Würzen Sie mit Meerrettich und Senf, Ketchup und Pfeffer. Je schmackhafter, um so besser.
Und wundern Sie sich nicht, wenn Ihre Angehörigen beginnen, von Ihrem Teller zu kosten. Bauen Sie gleich vor: Die Gerichte der Kartoffel-Diät lassen sich mühelos durch Fleisch, Fisch oder Geflügel zu umfangreichen Mahlzeiten für den Rest Ihrer Familie ausbauen.

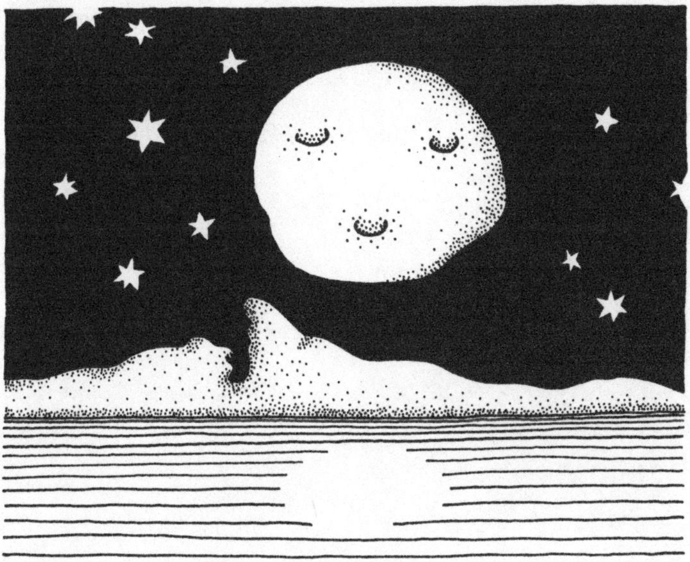

Niemand hindert Sie daran, die in den einzelnen Diäten vorgeschlagenen Mahlzeiten innerhalb eines Tages auszutauschen. Das fängt schon mit dem Frühstück an: Also den Tag mit Obstknödel zu beginnen und mit drei Scheiben Knäckebrot zu beenden, wenn Sie schon morgens Appetit auf Kartoffelkost verspüren.
Im Gegensatz zu manchen Crash-Diäten, die man nur kurzzeitig und nur Übergewichtigen unter 30 Jahren empfehlen sollte, eignet sich die Kartoffel-Kur für ältere Menschen ebenso wie für junge, für den Mann ebenso wie für die Frau.
Dennoch gibt es Unterschiede. Für die meisten Frauen ist die Spanne zwischen dem zwanzigsten und vierzigsten Geburtstag die beste Zeit, um ihr Gewicht unter Kontrolle zu bringen. Dabei spielt ihr Hormonhaushalt eine ebenso wichtige Rolle wie ihre Lebenserfahrung. Frauen dieses Alters wissen bereits zu schätzen, was eine gepflegte Erscheinung und eine schlanke Figur bedeuten. Es ist erwiesen, daß Frauen über fünfzig schwerer abnehmen als jüngere, auch wenn sie nicht mehr Kalorien zu sich nehmen als sie. Männer nehmen praktisch in jedem Fall leichter ab. Der weibliche Organismus verfügt ständig über Nahrungsdepots, so daß im Falle einer Schwangerschaft für genügend Reserven gesorgt ist – egal ob Nachwuchs geplant ist oder nicht.

Die tolle Knolle aus der Tüte

Der Chefarzt des Münchner Krankenhauses für Naturheilweisen, Dr. Walther Zimmermann, hat festgestellt, daß seine Patienten Kartoffelgerichte aus der Tüte schmackhafter fanden als die Kartoffel-Hausmannskost, der oft nicht nur das Salz fehlt, sondern auch appetitanregende Gewürze. Tatsächlich sind die Hersteller von Kartoffel-Fertiggerichten stolz auf ihre herzhaften und doch ausgewogenen Gewürzmischungen. Sie haben erkannt, daß Kräuter und Gewürze den Appetit auf Kartoffelkost steigern.

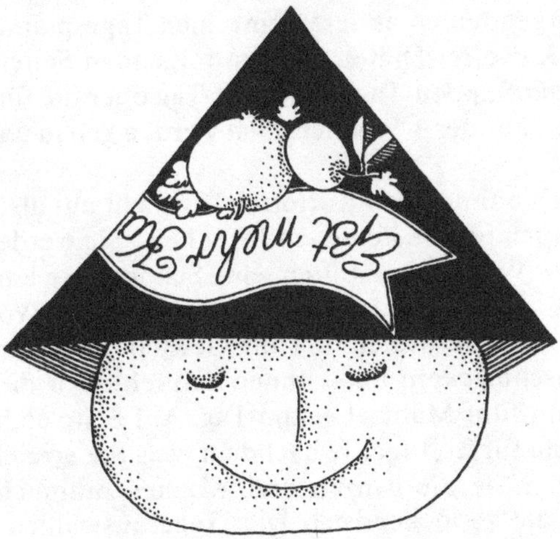

Wenn Sie sich genau an den klinisch erprobten Fahrplan halten wollen, bieten Fertiggerichte einen Vorteil: Sie erleichtern Ihnen, die erlaubte Tagesmenge an Kalorien möglichst genau einzuhalten. Jede Packung trägt einen Hinweis auf den Kaloriengehalt der Produkte.

Die fünf besten Kartoffel-Diäten

Welche ist die richtige für Sie?
Vielleicht wollen Sie überhaupt erst einmal testen, wie Ihnen die Kartoffel-Diät bekommt, wie sie Ihnen schmeckt, und was sie bei Ihnen bewirkt. Deshalb empfehle ich, erst mal einen Kartoffel-Tag auszuprobieren. Er wird Sie an einen Obst- oder Reis-Tag erinnern, den Sie vielleicht schon kennen. Legen Sie ihn am besten nach einem üppigen Festessen ein, wenn Sie das besondere Bedürfnis spüren, den Magen zu schonen und zu entlasten. Die Anleitung für den Kartoffel-Tag finden Sie auf Seite 64. Genauso können Sie jedoch probeweise irgendeinen anderen einzelnen Tagesplan aus einer der fünf Kartoffel-Diäten auf den folgenden Seiten herausgreifen. Der Suppen-Tag, der Püree-Tag oder die fünf Tagesmahlzeiten aus der 3-Wochen-Diät werden genau das gleiche bewirken.
Ich empfehle Ihnen den Kartoffel-Tag nicht nur als Einstieg, sondern auch für die Zeit nach Ihrer Diät. Sie werden immer wieder den Wunsch verspüren, eine Schonpause einzulegen. Tun Sie es mit dem Kartoffel-Tag – einmal pro Woche, pro Monat, so oft Sie wollen, um Ihr Gewicht zu kontrollieren.
Den Feinschmeckern unter Ihnen empfehle ich die Kartoffel-Diät mit fünf Mahlzeiten am Tag. Auf Seite 65 beginnen die Rezepte für 21 Tage. Je nachdem, was Sie erreichen wollen, können Sie die ganzen drei Wochen mitmachen oder auch nur die verlockendsten Diät-Tage auswählen und aneinanderreihen oder wiederholen, und das so lange und so oft Sie wollen.

Vielleicht wollen Sie auch an Ihrem Arbeitsplatz die Kartoffel-Diät praktizieren. Dafür sind die fünfzehn sehr appetitlichen Gerichte für die Büro-Diät auf Seite 91 gedacht. Sie brauchen nur in der vorhin erwähnten Drei-Wochen-Diät

die Mittagessen durch Rezepte der Büro-Diät zu ersetzen. Sie alle schmecken kalt ganz ausgezeichnet, manche können auf einer winzigen Kochplatte wieder erwärmt werden.
Übrigens: Viele andere Pellkartoffel-Gerichte, und nicht nur diese, bleiben in Alu-Folie oder geeigneten Behältern mehrere Stunden warm. Probieren Sie es ruhig einmal aus.
Speziell für Junggesellen ist die Kartoffelsuppen-Kur (Seite 97) gedacht. Sie ist eine männerfreundliche Blitz-Diät. Sie löffeln drei Tage hintereinander einen Liter Kartoffelsuppe aus dem Kochbeutel. Außer der Suppe gibt es Gemüse, Salate mit frischen Kräutern, kleine Appetithappen und Obst.
Sie werden staunen, wie problemlos es ist, sich auf diese Weise ein paar Pfunde wegzulöffeln – und zwar drei bis vier in drei Tagen.
Wenn Sie sich speziell für das Wochenende in Form bringen wollen, empfehle ich Ihnen die kurze Kartoffelpüree-Diät. Sie dauert vier Tage. Zum Beispiel von Montag bis Donnerstag. Sie basiert auf einer der schmackhaftesten, beliebtesten, bekömmlichsten Art, Kartoffeln zu essen – dem Püree. Glauben Sie nicht, daß das eintönig ist: Schlagen Sie die Seite 86 auf und lassen Sie sich überraschen. Die Angaben zur Kartoffelpüree-Diät beziehen sich auf Fertigprodukte. Sollten Sie Ihre Püree-Mahlzeiten selbst zubereiten wollen, funktioniert die Diät natürlich ebenso.

Und nun wünsche ich Ihnen viel Erfolg für Ihre Diät mit der

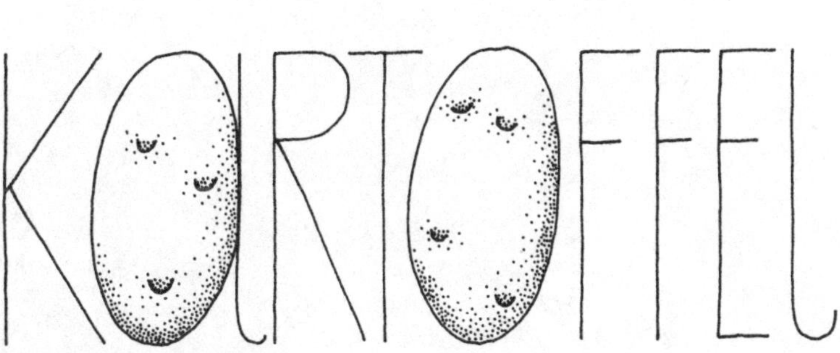

Kartoffeltag

Erlaubt sind zehn mittelgroße Kartoffeln. Am besten fünf am Mittag, fünf am Abend. Gehen Sie pfleglich mit ihnen um: Kochen oder dämpfen Sie sie in der Schale. Die Pelle ist wasserdicht, und so bleibt Ihnen der ganze Schatz an Wirkstoffen enthalten. Garnieren Sie die heißen Kartoffeln mit frischen Kräutern und essen Sie insgesamt zwanzig Gramm Butter oder 200 g Quark dazu. Auf Salz müssen Sie verzichten. Unterstützen Sie die entschlackende Wirkung Ihrer Kartoffel-Kur jedoch mit kalorienfreien Getränken: Kräutertee, Mineralwasser. Frühstücken Sie wie an jedem anderen Kartoffel-Diät-Tag: Drei Scheiben Knäckebrot, Kaffee oder Tee ohne Milch und Zucker. Süßstoffe sind erlaubt.
Für diese einfachste Form einer Kartoffelkur bricht die Schauspielerin Barbara Rütting eine Lanze: »Manchmal habe ich das Gefühl, daß mir eine kleine Abwechslung gut täte. Dann esse ich einen Tag lang nur Pellkartoffeln – ohne Butter – aber mit frischen Kräutern. Dazu trinke ich eine Menge Buttermilch.« Oft ergänzt sie ihre Kartoffelkur noch durch eine Kur von außen. Sie legt eine Gesichtsmaske aus Kartoffeln auf: »Zerquetschte, gekochte Kartoffeln verrühre ich mit Eigelb und Sahne zu einem Brei. Den streiche ich auf das Gesicht und lasse ihn 20 Minuten wirken.«

1. Tag

Frühstück Drei Scheiben Knäckebrot, Kaffee oder Tee ohne Milch und Zucker

Zwischenmahlzeit Sie haben die Wahl zwischen je zwei Tomaten und Karotten; einer Salatgurke; einer Portion Erdbeeren; einem Stück Melone; einem Apfel; einer Grapefruit oder drei Mandarinen

Mittagessen **Knödel in Paprikasoße**

55 g Knödel halb und halb (Fertiggericht), 150 g geputzte Paprikaschoten, 50 g geputzte Karotten, 5 g Öl, ⅛ l Wasser, Pfeffer, Paprikapulver, gemahlener Kümmel, ½ TL Tomatenmark, 10 g Mehl

Die Knödel nach Anleitung zubereiten. Paprikaschoten in dünne Streifen schneiden, Karotten grob raspeln. Beides in heißem Öl 15–20 Minuten dünsten. Wasser dazugeben. Abschmecken, mit Mehl binden und zu den Knödeln reichen. Dazu: 50 g Kopfsalat mit Essig, Pfeffer, Süßstoff, gehacktem Dill angemacht.

Zwischenmahlzeit Obst (siehe oben)

Abendessen **Bunte Kartoffelsuppe**

¼ l Wasser, 25 g Kartoffelsuppenpulver (etwa 2½ leicht gehäufte EL), 100 g Pfifferlinge (Dose), 50 g Erbsen (Dose), Pfeffer, 1 TL gehackte Petersilie, Knoblauchpulver

Wasser aufkochen, Topf von der Kochstelle nehmen und Kartoffelsuppenpulver einrühren. Abgetropfte Pfifferlinge und Erbsen beifügen. Mit Pfeffer, Petersilie und Knoblauchpulver abschmecken.

2. Tag

Frühstück und Zwischenmahlzeiten wie am 1. Tag

Mittagessen

Kartoffelknödel mit Apfelrotkraut

2 Kartoffelknödel in Kochbeuteln, Wasser, 10 g Zwiebel (1 EL), 5 g Öl, 150 g Rotkraut, 100 g säuerlicher Apfel, 1 TL Essig, Pfeffer, etwas Zimt, gemahlene Nelken

Die Kartoffelknödel erhitzen. Zwiebel in kleine Würfel schneiden und in heißem Öl anrösten. Rotkraut hobeln, dazugeben und anschmoren. Wasser nach und nach dazugießen. Apfel in Scheiben beifügen und alles 20 Minuten dünsten. Mit Essig, Pfeffer, Zimt und Nelken abschmecken, weitere 10 Minuten garen.

Abendessen

Kartoffelsuppe »Provence«

15 g Zwiebelringe, 5 g Öl (1 TL), 50 g grüne Paprikaschoten, schwarzer Pfeffer, Basilikum, ¼ zerdrückte Knoblauchzehe, 100 g Tomatenviertel, 50 g Bohnen aus der Dose, ¼ l Wasser, 25 g Kartoffelsuppenpulver, 5 EL Kräuter

Zwiebelringe anrösten, Paprika in Streifen dazugeben und etwa 15 Minuten dünsten. Mit Pfeffer, Basilikum und Knoblauch abschmekken. Tomaten und Bohnen dazugeben, 5 Minuten weiterdünsten. Wasser aufgießen und aufkochen, Kartoffelsuppenpulver einrühren. Die Suppe mit Kräutern garnieren.

3. Tag

Frühstück und Zwischenmahlzeiten wie am 1. Tag

Mittagessen

Karottenklöße mit Gemüse

100 g feingeriebene Karotten, Muskat, Pfeffer, 1 EL gehackte Petersilie, ⅛ l Wasser, 55 g rohe Klöße (Pulver); 150 g Schnittbohnen aus der Dose, 100 g Tomaten, Pfeffer, Majoran, ¼ geriebene Zwiebel

Karotten in eine Schüssel geben, Muskat, Pfeffer und Petersilie beifügen. Kaltes Wasser darübergießen. Das Klöße-Pulver mit dem Schneebesen einrühren und 10 Minuten quellen lassen. Zwei Klöße formen und in Wasser garen.

Bohnen und Tomaten in etwas Bohnenwasser erhitzen und mit den Gewürzen abschmekken.

Abendessen

Gefüllte Paprika

2 kleine Paprikaschoten (geputzt ca. 150 g), Pfeffer, Thymian, 1 große Tasse Wasser, 30 g Flocken-Fertig-Püree mit Milch, 1 EL Kräuter, 10 g geriebener Edamer Käse

Paprikaschoten halbieren, in Wasser ca. 15 Minuten kochen und nebeneinander in eine Auflaufform legen. Mit Pfeffer und Thymian bestreuen. Püree mit Kräutern mischen und auf die Paprikahälften verteilen. Käse darüberstreuen. Form etwa 20 Minuten bei mittlerer Hitze überbacken. Dazu: Mixed Pickles aus dem Glas.

4. Tag

Frühstück und Zwischenmahlzeiten wie am 1. Tag

Mittagessen **Gefüllte Kartoffelpuffer**

40 g Kartoffelpuffer-Mehl (Fertiggericht), ⅛ l Wasser, 10 g Öl (1 EL), 100 g Apfelscheiben (ca. 4 Stck.), etwas Wasser, 1 TL Zitronensaft, 20 g Rosinen, 20 g Orange, flüssiger Süßstoff, Zimt, gemahlene Nelken

Aus dem vorbereiteten Teig 4 Kartoffelpuffer in heißem Öl backen, Apfelscheiben in etwas Wasser und Zitronensaft dünsten. Rosinen und in kleine Würfel geschnittene Orange dazugeben. Mit Süßstoff, Zimt und Nelken abschmecken. Die Apfelscheiben auf zwei Puffer verteilen und die übrigen darauflegen.

Abendessen **Kartoffelsuppe mit Blattspinat**

100 g Blattspinat, 10 g Zwiebel, 10 g Butter, Pfeffer, Knoblauchpulver, Muskat, ¼ l Wasser, 25 g Kartoffelsuppenpulver (etwa 2½ leicht gehäufte EL)

Spinat etwa 1 Minute im Wasser kochen, etwas abtropfen lassen und grob hacken. Zwiebel in kleine Würfel schneiden und in heißer Butter goldgelb anrösten. Spinat dazugeben und etwa 5 Minuten dünsten. Mit Pfeffer, Knoblauchpulver und Muskat würzen. Mit Wasser aufgießen, aufkochen, Kartoffelsuppenpulver mit dem Schneebesen einrühren.
Dazu: Tomaten-Paprika-Salat aus dem Glas.

5. Tag

Frühstück und Zwischenmahlzeiten wie am 1. Tag

Mittagessen **Kartoffelknödel mit Champignonsoße**

2 Kartoffelknödel in Kochbeuteln, 200 g frische Champignons, 100 g gehäutete Tomaten, ¼ geriebene Zwiebel (ca. 10 g), Pfeffer, Oregano, 1 TL gehackte Petersilie, 1 EL Sahne (ca. 10 g)

Kartoffelknödel erhitzen. Champignons in Scheiben, Tomaten in Würfel schneiden und etwa 15 Minuten dünsten. Mit Zwiebel, Pfeffer, Oregano und Petersilie würzen. Zum Schluß die Sahne daruntermischen.

Dazu: 50 g Kopfsalat mit Essig, Pfeffer, Süßstoff, gehacktem Dill angemacht.

Abendessen **Paprika-Kartoffelsuppe**

50 g Zwiebelringe, 5 g Butter, Pfeffer, ¼ l Wasser, 25 g Kartoffelsuppenpulver, 50 g grüne geputzte Paprikaschote

Zwiebelringe in heißer Butter goldbraun rösten. Mit Pfeffer würzen. Mit heißem Wasser aufgießen, aufkochen und den Topf von der Kochstelle nehmen. Kartoffelsuppenpulver mit dem Schneebesen einrühren. Paprikaschote in ganz dünne Streifen oder kleine Würfel schneiden und vor dem Servieren in die Suppe geben.

6. Tag

Frühstück und Zwischenmahlzeit wie am 1. Tag

Mittagessen

Kartoffelplätzchen mit Kohlrabi

50 g Krokettenpulver, ⅛ l Wasser, 5 g Öl;
100 g Kohlrabi, 4–6 EL Wasser, Pfeffer,
Muskat, 5 EL Sahne

Aus dem Kartoffelteig eine 4 cm dicke Rolle formen und in 7 Teile schneiden. In Öl goldgelb braten. Kohlrabi in kleine Würfel schneiden und in Wasser garen. Mit Pfeffer, Muskat und Petersilie würzen. Die Sahne daruntermischen.

Abendessen

Erbsenpüree mit Salat

170 ml Wasser (gut 1 Tasse),
30 g Flocken-Fertig-Püree, 100 g kleine Erbsen
aus der Dose, Muskat, Thymian;
50 g gekochter Spargel, 50 g geputzte Karotten,
1 EL Zitronensaft, flüssiger Süßstoff, Pfeffer,
1 EL gehackte Petersilie

Erbsen in wenig Wasser erwärmen und unter das Püree mischen. Mit Muskat und Thymian abschmecken. Die Salatzutaten miteinander vermengen und pikant abschmecken.

7. Tag

Frühstück und Zwischenmahlzeiten wie am 1. Tag

Mittagessen **Kartoffelpuffer mit Blattspinat**

40 g Kartoffelpuffer (Fertiggericht), ⅛ l Wasser, 5 g Öl (1 TL); 150 g Blattspinat, 5 g Butter, ¼ Zwiebel, Pfeffer, Muskat, Knoblauchsalz

Kartoffelpuffer vorbereiten und in Öl backen. Spinat mit kochendem Wasser übergießen und abtropfen lassen. Zwiebel in kleine Würfel schneiden, in heißer Butter anrösten, Spinat dazugeben und etwa 5 Minuten dünsten. Mit Pfeffer, Muskat und wenig Knoblauchsalz abschmecken.

Abendessen **Aprikosenknödel**

55 g gekochte Klöße (Fertiggericht), ⅛ l Wasser, 200 g Aprikosen, Süßstoff

Kloßpulver mit dem Schneebesen in das kalte Wasser einrühren und 5 Minuten quellen lassen. Aprikosen entsteinen. Aus dem Kartoffelteig 2 Klöße formen und in die Mitte je eine Aprikose geben. Klöße in kochendes, schwach gesalzenes Wasser legen und bei schwacher Hitze 20 Minuten ziehen lassen. Aus restlichen Aprikosen ein Kompott kochen. (Das schmeckt auch mit Zwetschgen.)

8. Tag

Frühstück und Zwischenmahlzeiten wie am 1. Tag

Mittagessen **Curry-Kartoffel-Ragout**

2 Zwiebeln, 1 große Kartoffel, 2 Äpfel, 1 Tomate, Salz, Curry, Petersilie

Würfel von Zwiebeln und Kartoffel mit 1 Tasse Wasser gardünsten. Zuletzt die gewürfelten Äpfel und Streifen der abgezogenen Tomate untermischen und mit Salz und Curry pikant abschmecken. Ragout anrichten und mit Petersilie bestreuen.

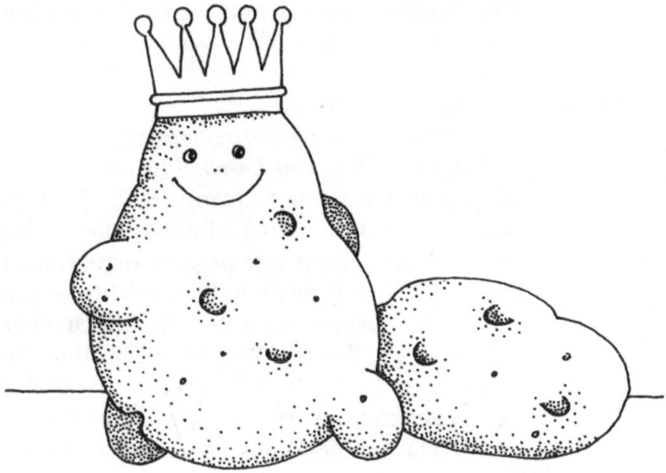

Abendessen **Pellkartoffeln mit Quark und Schinken**

2 kleine Kartoffeln, 2 EL Magerquark, 2 EL Milch, Salz, Paprika, Kümmel, 1 Scheibe roher Schinken, 1 Bund Radieschen

Die Kartoffeln kochen. Magerquark mit Milch, Salz, Edelsüßpaprika und Kümmel vermischen. Dazu den Schinken und die Radieschen essen.

9. Tag

Frühstück und Zwischenmahlzeiten wie am 1. Tag

Mittagessen **Florentiner Kartoffel**

300 g tiefgefrorener Blattspinat, Fondor,
1 gekochte große Kartoffel, Salz,
2 EL geriebener Käse, 1 Tomate

Blattspinat nach Vorschrift erhitzen, mit Fondor würzen. Spinat in ein feuerfestes Förmchen schichten, die heiße Kartoffel in Scheiben daraufgeben, mit wenig Salz und geriebenem Käse bestreuen, goldbraun überbacken, mit Tomatenschnitzen garnieren. Dazu ein Glas Tomatensaft.

Abendessen **Kartoffelsuppe**

1 Zwiebel, 1 Karotte, ¼ Fenchelknolle, 1 große Kartoffel, ¼ l Fleischbrühe (Würfel), Kümmel, Majoran, 50 g Gelbwurst

Zwiebel, Karotte, Fenchelknolle und die Kartoffel würfeln und in Fleischbrühe dünsten, mit Kümmel und Majoran abschmecken. Die gewürfelte Gelbwurst darin erwärmen.

10. Tag

Frühstück und Zwischenmahlzeiten wie am 1. Tag

Mittagessen

Kartoffelgulasch

1 Zwiebel, 1 Paprikaschote, 1 TL Öl, 1 TL Edelsüßpaprika, 1 große Kartoffel, 1 Tasse Würfel-Fleischbrühe, Pfeffer, Salz, Rosmarin, 5 EL Joghurt

Zwiebel und Paprikaschote grob würfeln, in Öl andünsten, mit Edelsüßpaprika überstäuben. Die gewürfelte große Kartoffel und die Fleischbrühe zugeben. Gulasch mit Pfeffer, wenig Salz und Rosmarin würzen und garschmoren. Am Tisch den Joghurt darübergeben.

Abendessen

Kräuterkartoffel mit Salat

1 große Kartoffel, 10 g Butter, Kräuter, Salz, Pfeffer, Muskat, 3 Scheiben Lachsschinken; ½ Kopfsalat, 2 Tomaten, Zitronensaft, Salz, Pfeffer, Kräuter nach Belieben

Die Kartoffel in Alufolie im Backofen garen oder mit der Schale kochen. Von der Kartoffel waagrecht einen Deckel abschneiden, Kartoffel aushöhlen, Inneres zerdrücken, mit Butter, gehackten Kräutern, Salz, Pfeffer, Muskat und Lachsschinkenwürfeln von zwei Scheiben mischen und wieder in die Kartoffel füllen. Ein Schinkenröllchen als Garnitur auf die Kartoffel legen. Den Kopfsalat mit in Scheiben geschnittenen Tomaten vermischen und mit Zitronensaft, Salz, Pfeffer und Kräutern anmachen.

11. Tag

Frühstück und Zwischenmahlzeiten wie am 1. Tag

Mittagessen

Gedünsteter Chicorée mit Petersilienkartoffel

2 Stangen Chicorée, 1 große Kartoffel,
1 Zwiebel, Streuwürze, 1 Tasse Wasser,
50 g Lachsschinken, Petersilie

Chicorée längs halbieren, die Kartoffel in Scheiben schneiden. Chicorée und Kartoffel mit Zwiebelwürfeln, Streuwürze und Wasser getrennt gardünsten. Gemüse und Lachsschinken, zu Röllchen gedreht, abwechselnd sternförmig anrichten. Kartoffelscheiben daneben legen und mit reichlich Petersilie bestreuen. Dazu: ein kleines Glas Orangensaft.

Abendessen

Bircher-Benner-Kartoffeln mit Salat und Quarkcreme

2 kleine Kartoffeln, ½ TL Öl, Salz, Kümmel;
6 Tomaten, einige Salatblätter;
1 EL Magerquark, 2 EL Milch, 1 Scheibe roher Schinken, Salz, Pfeffer, Edelsüßpaprika, Petersilie

Die Kartoffeln längs halbieren. Beschichtete Pfanne mit Öl bepinseln, wenig Salz und Kümmel einstreuen. Kartoffeln mit Schnittflächen nach unten hineinlegen und zugedeckt auf Stufe 1 ca. 25 Minuten garen. Tomaten in Scheiben schneiden, auf Salatblättern anrichten. Magerquark, Milch, Schinkenwürfel, Salz, Pfeffer, Edelsüßpaprika und gehackte Petersilie verrühren und zu den Kartoffeln servieren.

12. Tag

Frühstück und Zwischenmahlzeiten wie am 1. Tag

Mittagessen

Szegediner Kartoffel

1 Zwiebel, 1 große Kartoffel, 1 TL Öl, 100 g Sauerkraut, ½ Tasse Würfel-Fleischbrühe, 1 TL Edelsüßpaprika, Kümmel, 1 Lorbeerblatt, 1 Speckscheibe

Zwiebel und Kartoffel in Scheiben schneiden, in Öl andünsten. Das Sauerkraut, Fleischbrühe, Edelsüßpaprika, Kümmel und Lorbeerblatt zugeben, und zugedeckt gardünsten. Mit der vorher gegrillten Speckscheibe belegen.

Abendessen

Kartoffelpuffer mit Apfelkompott

1 große Kartoffel, 1 Ei, 1 TL Mehl, Salz; 1 Apfel, 1 TL Rosinen, Zitronensaft und -schale, Zimt, Süßstoff

Die Kartoffel reiben, mit Ei, Mehl und einer Prise Salz mischen. In einer beschichteten Pfanne drei Puffer braten.

Für das Apfelkompott den Apfel in Schnitze teilen, mit Rosinen, dem Saft einer ¼ Zitrone, etwas Zitronenschale, Zimt und Süßstoff dünsten.

13. Tag

Frühstück und Zwischenmahlzeiten wie am 1. Tag

Mittagessen

Kartoffel-Gemüse-Püree und Salat

2 Karotten, 1 große Kartoffel, 1 Zwiebel, Streuwürze, Salz, Majoran, 1 Scheibe gekochter Schinken; ½ Kopfsalat, Zwiebel, Salz, Streuwürze, Zitronensaft, Kräuter nach Belieben

Die Karotten, Kartoffel und Zwiebel grobwürfeln, in einer Tasse Wasser mit Streuwürze garen. Wasser abgießen, Kartoffel und Gemüse durch ein Haarsieb passieren. Püree unter Rühren erwärmen, mit Salz und Majoran abschmecken. Dazu den Schinken reichen. Den grünen Salat mit Zwiebelringen, wenig Salz, Streuwürze, Zitronensaft und gehackten Kräutern anmachen.

Abendessen

Champignons-Kartoffeln

200 g Champignons, 1 Zwiebel, 2 Tomaten, Knoblauch, Majoran, Petersilie, 2 kleine Kartoffeln, 1 Kressesträußchen

Champignons und Zwiebel in Scheiben schneiden, mit etwas Wasser 5 Minuten dünsten, die abgezogenen, entkernten Tomaten in Streifen schneiden und zugeben. Soße mit Knoblauch, Majoran und Petersilie abschmecken. Die Kartoffeln garkochen, pellen, in der Soße anrichten. Mit Kressesträußchen garnieren. Dessert: Zwei Scheiben Ananas (Dose).

14. Tag

Frühstück und Zwischenmahlzeiten wie am 1. Tag

Mittagessen **Allerlei mit Bratkartoffeln**

1 Courgette (Zucchini), 1 Zwiebel, 1 Paprikaschote, Wasser, 1 TL Tomatenmark, Knoblauch, Basilikum, Thymian, Streuwürze, 1 Tomate; 1 Pellkartoffel, 1 TL Öl, Salz

Courgette und Zwiebel in Scheiben, die Paprikaschote in Würfel schneiden und mit ½ Tasse Wasser, Tomatenmark, Knoblauch, Basilikum, Thymian und Streuwürze ca. 15 Minuten dünsten. Zuletzt Würfel von der abgezogenen, entkernten Tomate zugeben.

Für die Bratkartoffeln die Pellkartoffel in Öl hellbraun braten und mit Salz würzen.

Abendessen **Bunter Kartoffelsalat**

2 Pellkartoffeln, 50 g grüne Bohnen (Dose), 2 Tomaten, 1 Zwiebel, 2 Sardellenfilets, Zitronensaft, 1 TL Öl, Salz, Pfeffer, Salatblätter, ½ Ei (hartgekocht), 2 Oliven

Kartoffeln schälen, in Scheiben schneiden. Bohnen, geviertelte Tomaten, gewürfelte Zwiebel und Sardellenfilets locker mischen, mit Zitronensaft, Öl, Salz und Pfeffer anmachen. Kartoffelsalat auf Salatblättern anrichten, mit Eischeiben und Oliven garnieren.

15. Tag

Frühstück und Zwischenmahlzeiten wie am 1. Tag

Mittagessen

Ungarische Kartoffelplätzchen

40 g Krokettenpulver, 1 rote und 1 grüne Paprikaschote, 2 Zwiebeln, 1 EL Öl, 1 TL Tomatenmark, Streuwürze, Edelsüßpaprika

Krokettenpulver in ⅛ l Wasser einrühren und 10 Minuten quellen lassen. Paprikaschoten und Zwiebeln in Streifen schneiden. Zugedeckt mit wenig Wasser langsam 25 Minuten dünsten. Von der Krokettenmasse Plätzchen formen und in Öl in einer beschichteten Pfanne braun braten. Das Gemüse mit Tomatenmark, etwas Streuwürze und Edelsüßpaprika abschmecken. Mit den Kartoffelplätzchen anrichten.

Abendessen

Gefüllte Paprikaschoten

1 rote oder grüne Paprikaschote, 30 g Instant-Kartoffelpüree, 1 EL Petersilie, 25 g roher, magerer Schinken, 1 TL geriebener Käse

Die Paprikaschote längs halbieren, entkernen und in ½ Tasse Wasser zugedeckt 15 Minuten dünsten. Mit 1 Tasse Wasser und Instant-Kartoffelpüree ein Püree bereiten, gehackte Petersilie, gewürfelten Schinken untermischen und die abgetropften Schoten damit füllen. Mit geriebenem Käse überstreuen und kurz überbacken. Dazu: ¼ Kopfsalat, mit Zitronensaft, Süßungsmittel, etwas Streuwürze und Pfeffer angemacht, servieren.

16. Tag

Frühstück und Zwischenmahlzeiten wie am 1. Tag

Mittagessen

Herbsttopf

2 Zwiebeln, 1 große Kartoffel, 1 Möhre, 200 g Sauerkraut, ⅓ Tasse Weißwein, Wacholderbeeren, Kümmel, 50 g magerer gekochter Schinken, 50 g blaue Trauben

Zwiebeln, Kartoffel und Möhre in Scheiben schneiden, mit dem Sauerkraut, Weißwein, ½ Tasse Wasser, 3–4 Wacholderbeeren und etwas Kümmel ca. 35 Minuten zugedeckt dünsten. Den gewürfelten Schinken und die Trauben untermischen.

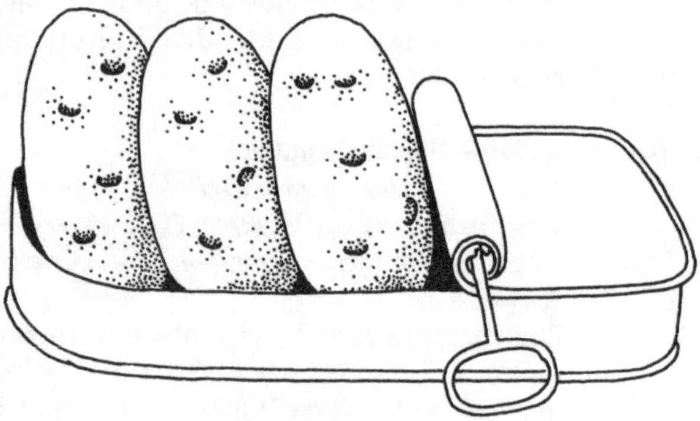

Abendessen

Gemüse-Stew

1 große Kartoffel, 2 Zwiebeln, 250 g Weißkohl, Kümmel, Majoran, 1 Tasse Fleischbrühe, 25 g roher magerer Schinken

Kartoffel, Zwiebeln und Weißkohl in Scheiben schneiden und lagenweise mit Kümmel und Majoran in einen Topf schichten. Mit Fleischbrühe auffüllen und zugedeckt 30 Minuten dünsten. Zuletzt die Schinkenstreifen untermischen.

17. Tag

Frühstück und Zwischenmahlzeiten wie am 1. Tag

Mittagessen

Pellkartoffeln auf Champignonpüree

2 Kartoffeln, Kümmel, 125 g frische Champignons, 2 kleine Zwiebeln, Zitronensaft, 1 TL Instant Helle Soße, 1 EL süße Sahne, Pfeffer, ½ Bund Petersilie

Kartoffeln mit etwas Kümmel kochen. Die Champignons und Zwiebeln hacken und mit dem Saft ½ Zitrone 5 Minuten dünsten. Mit Heller Soße und der süßen Sahne binden. Mit Pfeffer abschmecken und die gehackte Petersilie untermischen. Geschälte Kartoffeln darauf anrichten.

Dazu: ¼ Kopfsalat, mit Zitronensaft, Süßungsmittel, Pfeffer und etwas Streuwürze angemacht, reichen.

Abendessen

Apfel-Kartoffeln

1 große Kartoffel, 2 Zwiebeln, 1 TL Öl, 2 Äpfel, ½ Bund Petersilie, Pfeffer, Muskat

Die Kartoffel und Zwiebeln in ½ cm dicke Scheiben schneiden. In einer beschichteten Pfanne mit dem Öl langsam in 15 Minuten zugedeckt braten. Äpfel schälen, in Scheiben schneiden, zu den Kartoffeln geben und noch 15 Minuten weiterbraten. Mit gehackter Petersilie und den Gewürzen abschmecken.

18. Tag

Frühstück und Zwischenmahlzeiten wie am 1. Tag

Mittagessen **Pellkartoffeln mit Gemüse**

2 mittelgroße Kartoffeln (ca. 300 g), Salz, 1 Packung Blattspinat (gefroren), 1 Zwiebel, Muskat, Streuwürze, 50 g Gelbwurst

Kartoffeln mit etwas Salz kochen, den Blattspinat nach Vorschrift auftauen und mit der gehackten Zwiebel, etwas Muskat, und Streuwürze zugedeckt gardünsten. Geschälte Kartoffeln auf dem Spinat anrichten und mit den in einer beschichteten Pfanne angebratenen Gelbwurstwürfeln umlegen.

Abendessen **Kartoffelpüree mit Ananassauerkraut**

200 g Sauerkraut, 1 Zwiebel, 1 Lorbeerblatt, 30 g Kartoffelpüree (Instant), 1 Scheibe Ananas, Pfeffer.

Das Sauerkraut mit der gewürfelten Zwiebel, dem Lorbeerblatt und einer Tasse Wasser 30 Minuten zugedeckt dünsten. Kartoffelpüree aus einer Tasse Wasser und dem Instant-Kartoffelpüree bereiten. Unter das Sauerkraut die zerkleinerte Ananas mischen und mit Pfeffer abschmecken.

19. Tag

Frühstück und Zwischenmahlzeiten wie am 1. Tag

Mittagessen

Pellkartoffeln auf Szegediner-Kraut

2 Kartoffeln (ca. 250 g), Kümmel,
125 g Sauerkraut, 1 Zwiebel,
½ grüne Paprikaschote, 2 TL Edelsüßpaprika,
Kümmel, ½ Apfel, Streuwürze

Kartoffeln mit etwas Kümmel garkochen. Das Sauerkraut mit der gewürfelten Zwiebel, der in Streifen geschnittenen Paprikaschote, Edelsüßpaprika, zwei Löffelspitzen Kümmel, dem gewürfelten Apfel mischen und mit einer Tasse Wasser bedeckt 30 Minuten dünsten, mit etwas Streuwürze abschmecken. Die gepellten Kartoffeln darauf anrichten.

Abendessen

Wirsing-Gratin

2 Zwiebeln, 1 große Kartoffel, 1 Möhre,
250 g Wirsingkohlblätter, ½ TL Streuwürze,
1 TL Kümmel, 15 g geriebener Käse (30 %)

Zwiebeln, Kartoffel und Möhre in Scheiben schneiden und mit den zerkleinerten Wirsingkohlblättern, Streuwürze, Kümmel und einer Tasse Wasser 20 Minuten zugedeckt dünsten. Abgetropftes Gemüse in eine feuerfeste Form geben, mit geriebenem Käse bestreuen und im vorgeheizten Backofen bei 225 Grad 25 Minuten überbacken.

20. Tag

Frühstück und Zwischenmahlzeiten wie am 1. Tag

Mittagessen

Knödel in Tomatensauce mit Selleriesalat

2 Fertig-Kartoffelknödel (im Kochbeutel), Salz, 1 Tasse Dosentomaten, ½ Zwiebel, Oregano, Basilikum, Petersilie; ½ Staude Bleichsellerie, Zitronensaft, Süßstoff, Pfeffer, Streuwürze

Die Kartoffelknödel mit dem Kochbeutel in nur schwach gesalzenem Wasser zubereiten. Die geschälten Tomaten mit der gewürfelten Zwiebel, Oregano und Basilikum 5 Minuten dünsten, gehackte Petersilie untermischen. Knödel mit der Sauce umgießen.

Für den Salat den Bleichsellerie in sehr feine Streifen schneiden und mit Zitronensaft, Süßungsmittel, Pfeffer und wenig Streuwürze anmachen.

Abendessen

Erdäpfel-Gulasch

1 große Kartoffel, 2 Zwiebeln, 1 rote oder grüne Paprikaschote, ¼ Salatgurke, 2 TL Edelsüßpaprika, 1 Tasse Fleischbrühe, Thymian, Knoblauchpulver, 1 EL Magermilchjoghurt

Kartoffel, Zwiebeln, Paprikaschote und Salatgurke in 1 cm große Würfel schneiden. Mit Edelsüßpaprika, Fleischbrühe, Thymian und etwas Knoblauchpulver zusammen 35 Minuten zugedeckt dünsten. Zuletzt den Magermilchjoghurt daraufgeben.

21. Tag

Frühstück und Zwischenmahlzeiten wie am 1. Tag

Mittagessen

Gemüse-Labskaus mit Spiegelei

1 große Kartoffel, 2 Möhren, ¼ Sellerieknolle, 2 Zwiebeln, 1 TL Streuwürze, Pfeffer, Muskat, 1 Ei, 1 kleine Salzgurke

Kartoffel, Möhren, Sellerieknolle und die Zwiebeln in 2 cm große Würfel schneiden und mit 1 Tasse Wasser und Streuwürze 30 Minuten zugedeckt kochen. Gemüse abgießen, im Mixer pürieren und mit Pfeffer und Muskat pikant würzen. Anrichten und darauf ein Spiegelei, das in einer beschichteten Pfanne gebraten ist, geben und mit Salzgurkenscheiben garnieren.

Abendessen

Pellkartoffeln mit Currygemüse

2 Zwiebeln, 1 großer Apfel, 1 Stange Porree, 1 Möhre, ½ Tasse Fleischbrühe, 1 TL Curry, 2 mittelgroße Pellkartoffeln, Petersilie

Zwiebeln, Apfel, Porree und Möhre klein würfeln, in der Fleischbrühe mit Curry 20 Minuten dünsten. Darauf die frisch gekochten Kartoffeln anrichten und mit Petersilie überstreuen.

1. Tag

Frühstück 3 Scheiben Knäckebrot (24 g), Kaffee oder Tee ohne Milch und Zucker

Zwischenmahlzeit 1 Orange (100 g)

Mittagessen **Kartoffelpüree mit buntem Gemüse**

15 g Zwiebel, 10 g Butter, ½ Knoblauchzehe,
100 g rote oder grüne Paprikastreifen,
50 g Prinzeßbohnen (Dose),
100 g Tomatenviertel, Pfeffer, Basilikum,
gehackte Kräuter, gut 1 Tasse Wasser,
30 g Flocken-Fertig-Püree mit Milch,
10 g geriebener Edamer Käse (30 %)

Zwiebel in Würfel schneiden und in heißer Butter anrösten. Zerdrückte Knoblauchzehe beifügen. Paprikastreifen, Bohnen und Tomaten dazugeben und etwa 20 Minuten dünsten. Mit Pfeffer, Basilikum und gehackten Kräutern würzen. Wasser aufkochen, in eine Schüssel gießen und die Püreeflocken einrühren. Püree zu dem Gemüse servieren. Geriebenen Käse darüberstreuen.

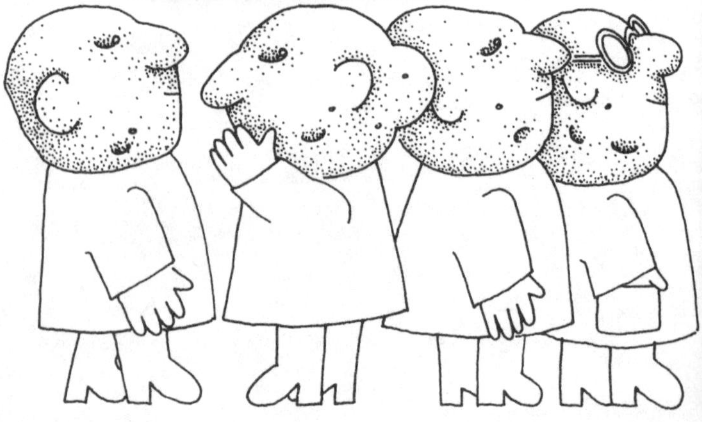

Zwischen-mahlzeit 125 g Karotten

Abendessen **Kartoffelpüree Prinzess und Feldsalat**

gut 1 Tasse Wasser, 30 g Flocken-Fertig-Püree mit Milch, 100 g Tomaten (ca. 2 kleine), Pfeffer, Muskat, Majoran, 20 g Kresse (1 Kästchen), 10 g Butter

Wasser aufkochen und in eine Schüssel gießen. Püreeflocken einrühren. Tomaten in kleine Würfel schneiden und unter das Püree mischen. Mit Pfeffer, Muskat und wenig Majoran abschmecken. Püree anrichten und die gewaschene Kresse darüberstreuen. Obenauf die Butter legen und zergehen lassen.

Dazu: 50 g Feldsalat mit einer Marinade aus Essig, Senf, evtl. Süßstoff, Pfeffer, ¼ geriebene Zwiebel.

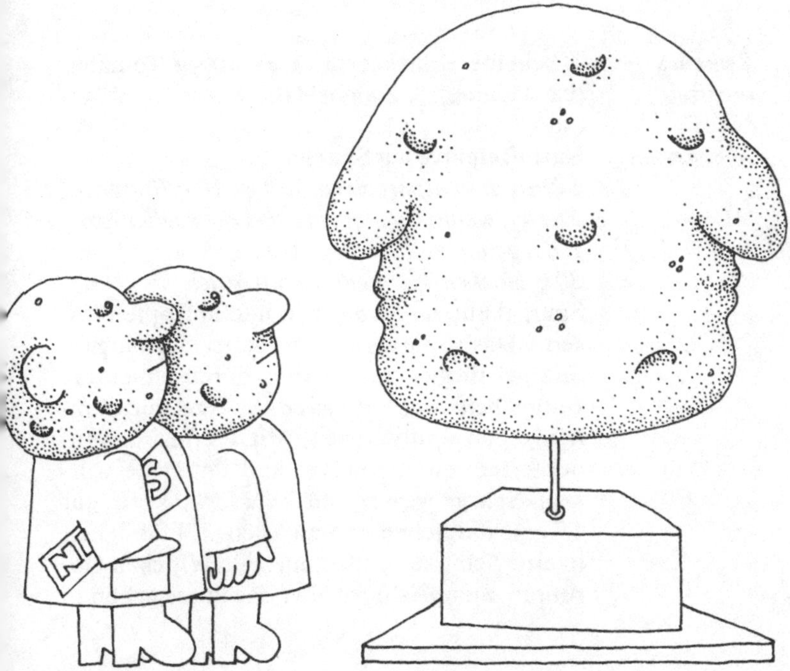

2. Tag

Frühstück wie am 1. Tag

Zwischenmahlzeit 100 g geschälte Banane

Mittagessen **Kartoffelpüree mit Möhren**

gut 1 Tasse Wasser, 30 g Flocken-Fertig-Püree mit Milch, 150 g geputzte Möhren, gemahlene Nelken, Muskat, Pfeffer, 10 g Butter, 1 EL gehackte Petersilie

Wasser aufkochen, in eine Schüssel gießen und Püreeflocken einrühren. Möhren auf der Rohkostreibe fein reiben und unter das Püree mischen. Mit Gewürzen abschmecken. Butter darauf zergehen lassen und Petersilie darüber streuen.

Zwischenmahlzeit 1 Scheibe Knäckebrot (8 g), 100 g Tomaten (ca. 2 kleine), ¼ Zwiebel (10 g)

Abendessen **Kartoffelpüree mit Spargel**

1 Dose Brechspargel (ca. 140 g), 10 g Butter, Pfeffer, wenig Cayennepfeffer, Zwiebelpulver, 1 EL gehackte Petersilie, Wasser, 30 g Flocken-Fertig-Püree mit Milch

Spargel auf ein Sieb geben und abtropfen lassen. Das Spargelwasser dabei auffangen. Spargelstücke nochmals durchschneiden. Butter heiß werden lassen. Spargelstücke hineingeben und dünsten. Mit Pfeffer, Cayennepfeffer, Zwiebelpulver und Petersilie würzen. Spargelwasser mit Wasser bis zu gut 1 Tasse aufgießen und aufkochen. Flüssigkeit in eine Schüssel gießen und Püreeflocken einrühren. Spargelstücke über das Püree geben.

3. Tag

Frühstück wie am 1. Tag

Zwischenmahlzeit 150 g Apfel

Mittagessen **Kartoffelpüree Florentiner Art**

200 g Blattspinat, ½ Zwiebel, 10 g Butter, Pfeffer, Knoblauchpulver, Muskat, gut 1 Tasse Wasser, 30 g Flocken-Fertig-Püree mit Milch

Geputzten Spinat etwa 1 Minute in Wasser kochen, etwas abtropfen lassen und ganz grob hacken. Zwiebel in kleine Würfel schneiden und in heißer Butter goldgelb anrösten. Spinat dazugeben und etwa 5 Minuten dünsten. Mit Pfeffer, wenig Knoblauchpulver und Muskat abschmecken. Wasser aufkochen, in eine Schüssel gießen und Püreeflocken einrühren. Püree zu dem Spinat servieren.

Zwischenmahlzeit 200 g Wassermelone oder 150 g Mandarinen

Abendessen **Kartoffelpüree mit Steinpilzen**

1 Dose Steinpilze (ca. 120 g), 10 g Butter, 10 g Zwiebel, 1 EL gehackte Petersilie, gut 1 Tasse Wasser, 30 g Flocken-Fertig-Püree mit Milch

Steinpilze auf ein Sieb geben. Große Pilze klein schneiden. Pilze in heißer Butter dünsten. Zwiebel in kleine Würfel schneiden und dazugeben. Petersilie darüber streuen. Wasser aufkochen, in eine Schüssel gießen und Püreeflocken einrühren. Püree zu den Steinpilzen servieren.

4. Tag

Frühstück wie am 1. Tag

Zwischenmahlzeit ½ Grapefruit (150 g)

Mittagessen **Püree mit Gurke und Tomatensalat**

gut 1 Tasse Wasser, 30 g Flocken-Fertig-Püree mit Milch, 250 g Salatgurke (ca. ½ Gurke), 1 EL gehackter Dill, Pfeffer, 10 g Butter; 100 g Tomaten (2 kleine), Marinade: Weinessig, Pfeffer, Senf, Oregano, Süßstoff, 10 g in kleine Würfel geschnittene Zwiebel

Wasser aufkochen, in eine Schüssel gießen und Püreeflocken einrühren. Gurke hobeln und unter das Püree mischen. Mit Dill, Pfeffer und Butter abschmecken. Für den Salat die Tomaten in Scheiben schneiden. Die Zutaten für die Marinade verrühren, pikant abschmekken und über die Tomatenscheiben gießen. Tomatensalat etwas durchziehen lassen.

Zwischenmahlzeit 100 g Apfel, 50 g Sauerkraut

Abendessen **Kartoffelpüree mit Lauch**

150 g Lauch, 10 g Butter, Pfeffer, Cayennepfeffer, ¼ Knoblauchzehe, gut 1 Tasse Wasser, 30 g Flocken-Fertig-Püree mit Milch, 50 g Tomate (1 kleine)

Lauch putzen, in ca. 1 cm lange Stücke schneiden, waschen und gut abtropfen lassen. Lauch in heißer Butter bei schwacher Hitze etwa 15 Minuten dünsten. Mit Pfeffer, etwas Cayennepfeffer und zerdrücktem Knoblauch würzen. Wasser aufkochen, in eine Schüssel gießen und Püreeflocken einrühren. Tomate in kleine Würfel schneiden und unter das Püree mischen. Das Gemüse dazu servieren.

1. Woche

(Ersetzen Sie das Mittagessen der »3-Wochen-Diät mit fünf Mahlzeiten« durch die folgenden Rezepte, die sich auch schnell erwärmen lassen)

Montag

Kaltes Kartoffel-Ratatouille

1 Kartoffel (150 g), 1 Courgette (ca. 100 g), ½ kleine Aubergine (ca. 150 g), 2 Tomaten und 1 Zwiebel in Würfel schneiden. Zum Gemüse ½ gestrichenen Teelöffel Streuwürze, je 1 Teelöffel Basilikum und Edelsüßpaprika, ein Hauch Knoblauchpulver und 1 Teelöffel Öl geben. Im geschlossenen Topf langsam 30 Minuten dünsten. Kalt oder warm servieren.

Dienstag

Kartoffel-Chowder

1 Kartoffel (ca. 200 g), 2 Zwiebeln, 1 Möhre und 3 Stangen Sellerie oder ¼ Sellerieknolle in 1 cm große Würfel schneiden, 1 Tasse Blumenkohl in Röschen teilen. 20 g rohen mageren, in feine Streifen geschnittenen Schinken mit den Gemüsen in einen Topf geben, ¼ Liter Fleischbrühe (Würfel), 1 Teelöffel Pfeffer und Thymian zugeben. Zugedeckt 20 Minuten köcheln. Zuletzt $^1/_{16}$ Liter Milch unterrühren und mit frisch gehacktem Kerbel und geriebenem Käse bestreuen. Nicht nachsalzen.

Mittwoch

Pellkartoffeln mit Kräuter-Schinken-Quark

2 Kartoffeln (à ca. 125 g) mit ½ gestrichenen Teelöffel Kümmel oder Dillsaat frisch kochen. 75 g Magerquark mit 1 gewürfelten Zwiebel, 1 Bund gehackten Kräutern, 25 g gewürfeltem rohem, magerem Schinken mischen und mit Pfeffer abschmecken. Mit 2–3 Eßlöffeln Milch cremig machen, 1 gewürfelte Tomate daraufstreuen.

Donnerstag

Kartoffel-Tomaten-Salat

2 kleine Pellkartoffeln (à ca. 125 g), 3 Tomaten, ½ Fenchelknolle und 1 hartgekochtes Ei in Scheiben schneiden. Mit ½ gewürfelten Zwiebel, ½ Bund gehackter Petersilie, 2 feingeschnittenen Sardellenfilets, 25 g mageren gekochten, in Streifen geschnittenen Schinken mischen und mit 1 Eßlöffel Kapern überstreuen. 1 Eßlöffel Obstessig, 1 Teelöffel Öl, schwarzen gemahlenen Pfeffer darübergeben.

Freitag

Kalte spanische Tortilla

1 Pellkartoffel (ca. 150 g), 1 grüne Paprikaschote und 2 Zwiebeln in 1-cm-Würfel schneiden. Paprika und Zwiebeln in einer beschichteten Pfanne mit 20 g mageren, rohen Schinkenstreifen dünsten. Kartoffeln, ½ Teelöffel Edelsüßpaprika, 1 Teelöffel Thymian, etwas gemahlenen Kümmel und ½ Bund gehackte Petersilie zugeben. 1 Ei mit 2 Eßlöffeln Milch verquirlen, über die Kartoffeln gießen und zugedeckt stocken lassen. Erkaltet in Würfel schneiden und mit 2 Tomaten anrichten.

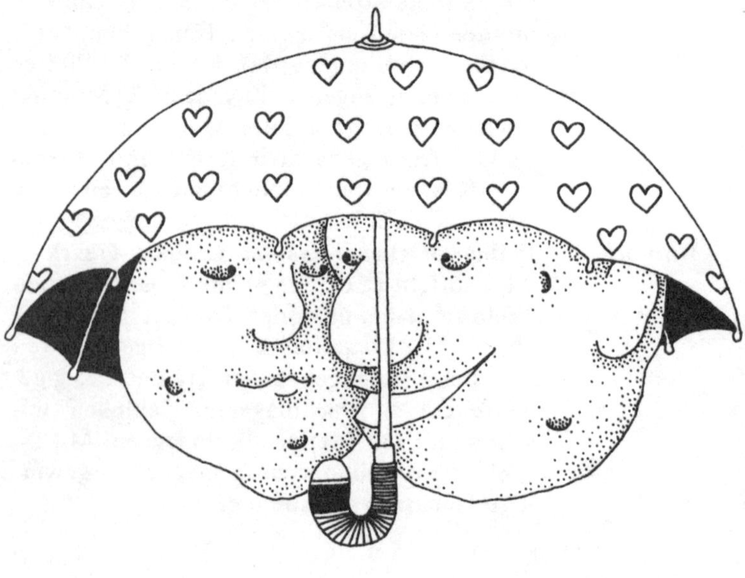

2. Woche

Montag

Kartoffelpüree-Salat

30 g Instant-Kartoffelpüree in 1 Tasse Wasser nach Vorschrift zubereiten, abkühlen lassen. 1 Zwiebel, 2 Tomaten, 2 Sardellenfilets fein würfeln, ½ Bund Kräuter fein hacken und alles zusammen unter das Kartoffelpüree mischen. 1 Eßlöffel Obstessig, 1 Teelöffel Öl und gemahlenen Pfeffer untermischen. Salat in einen Kranz von 150 g Sauerkraut füllen und mit 10 blauen Trauben garnieren.

Dienstag

Russische Soljanka

1 große Kartoffel und 1 Möhre in Würfel schneiden, 200 g Weißkohl hobeln, alles in einen Topf geben und ¼ l Fleischbrühe, etwas Kümmel und Pfeffer beifügen. Zugedeckt langsam 30 Minuten kochen. 50 g mageres, gekochtes Rindfleisch, 1 Tomate und 1 Salzgurke würfeln und zuletzt zugeben. Nicht mehr kochen lassen. Anrichten und 1 Eßlöffel Magermilch-Joghurt daraufgeben.

Mittwoch

Tomaten-Kartoffelcreme

1 große Kartoffel, ½ grüne Paprikaschote und 1 Zwiebel in 1 cm Würfel schneiden, mit ½ Dose abgezogenen Tomaten und 1 Tasse Fleischbrühe langsam 30 Minuten dünsten. Mit ½ Bund gehacktem Dill und geriebenem Käse (30 %) bestreuen.

Donnerstag

Kalte Kartoffelcremesuppe – Vichyssoise

1 Kartoffel (ca. 150 g), 2 Stangen Porree (nur das Weiße) und 1 Zwiebel in sehr feine Streifen schneiden, ½ gestrichenen Teelöffel Streuwürze und ¼ Liter Wasser zugeben und in 30 Minuten langsam kochend garen. Alles im Mixer pürieren. ⅛ Liter Milch zugießen,

nochmals aufkochen und mit Pfeffer und Muskat abschmecken. Kalt werden lassen und mit gehacktem Kerbel oder Dill bestreuen.

Freitag

Kartoffel-Müsli mit Joghurt

1 Pellkartoffel und 1 säuerlichen Apfel würfeln, mit ½ Tasse in Streifen geschnittenen Salatgurke und 6 in Scheiben geschnittenen Radieschen in eine Schüssel geben. Mit 2 Teelöffeln Zitronensaft und einigen Tropfen Süßungsmittel würzen. Zuletzt mit ½ Becher Magermilch-Joghurt übergießen und mit 2 Teelöffeln Weizenkeimen überstreuen.

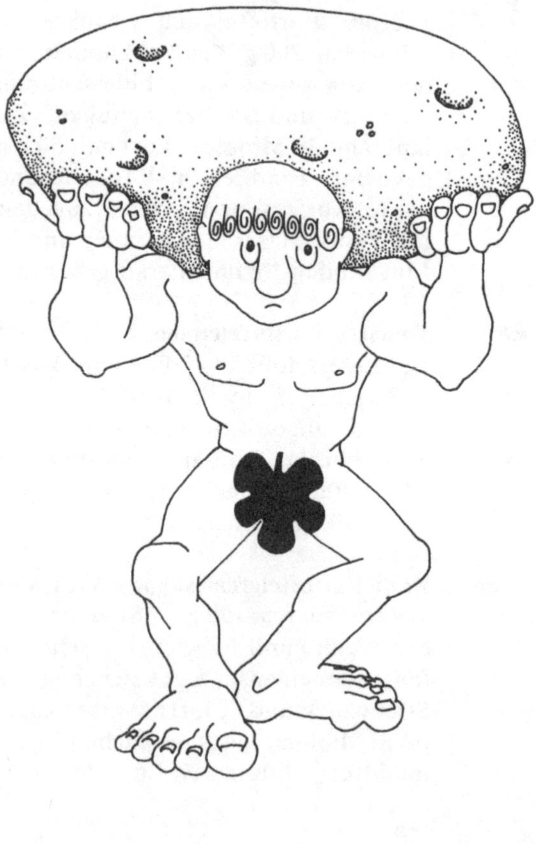

3. Woche

Montag

Bunter Kartoffelsalat

1 Pellkartoffel (ca. 150 g), 1 Orange, 2 Tomaten, 1 Zwiebel und 1 Staude Chicorée in Scheiben schneiden und scheibchenweise in einer Schale anrichten. Mit einigen Tropfen Süßungsmittel, 2 Teelöffeln Zitronensaft und etwas Cayenne-Pfeffer würzen, mit wenig Streuwürze überstäuben. So ziehen lassen. Zuletzt ½ Becher Magermilch-Joghurt, mit 2 Teelöffeln Tomaten-Ketchup und etwas Süßungsmittel vermischt, darübergießen und mit 25 g gekochten, mageren Schinkenwürfeln überstreuen.

Dienstag

Fenchelcremesuppe

1 Fenchelknolle, 1 Zwiebel und 1 große Kartoffel in 1-cm-Würfel schneiden. Mit 2 Tassen Fleischbrühe zugedeckt 25 Minuten dünsten. 1 rohes Ei in einen Mixer geben, Gerät kurz einschalten, die Hälfte des Gemüses zugeben und gut zerkleinern. Die cremige Masse zurück in den Topf zu den Gemüsewürfeln geben, erwärmen, aber nicht mehr kochen lassen. Eventuell noch etwas Brühe zugeben; mit Muskat abschmecken.

Mittwoch

Griechische Pellkartoffeln

2 Kartoffeln (à ca. 150 g) in Salzwasser kochen. 1 Becher Magermilch-Joghurt mit ¼ Salatgurke, ½ roten Paprikaschote, ¼ Zwiebel (alles in feine Würfel geschnitten) mischen und mit wenig Knoblauchpulver, Streuwürze, Pfeffer und getrockneter, zerbröselter Pfefferminze abschmecken.

Donnerstag

Kartoffel-Porree-Suppe

1 Zwiebel, 1 Möhre und das Weiße von 2 Por-

reestangen in Scheiben schneiden und in 1 Eßlöffel Öl 5 Minuten dünsten. 3/8 Liter Wasser zugießen, 10 Minuten kochen und danach 25 g (2 1/2 leicht gehäufte Eßlöffel) Kartoffelsuppenpulver einrühren. Mit Basilikum, Pfeffer und Muskat abschmecken und frisch gehackten Kerbel daraufstreuen.

Freitag

Sauerkrautsalat

200 g Sauerkraut grob zerschneiden. 1 Pellkartoffel (ca. 200 g), 1 große Gewürzgurke, 1 Apfel und 1 Zwiebel in Würfel schneiden und unter das Sauerkraut mischen, mit Pfeffer und Kümmel würzen. 2 Scheiben Lachsschinken (20 g) und 50 g grüne Weintrauben darauf legen.

1. Tag

Frühstück 2 Scheiben Knäckebrot, Kaffee oder Tee ohne Milch und Zucker

Zwischenmahlzeit 1 Apfel

Mittagessen **Majoransuppe**
80 g Kartoffeln, ½ Bund Suppenkraut, ¼ TL Majoran, ¼ TL Kümmel, Lorbeerblatt, 5 g Pilze getrocknet (vorher einweichen), ½ Zwiebel, 5 g Butter, 1 TL Mehl, Selleriegrün (aus dem Bund Suppenkraut hacken), etwas Zitronenschale, Salz, Pfeffer, Knoblauch, 1 Bund Petersilie

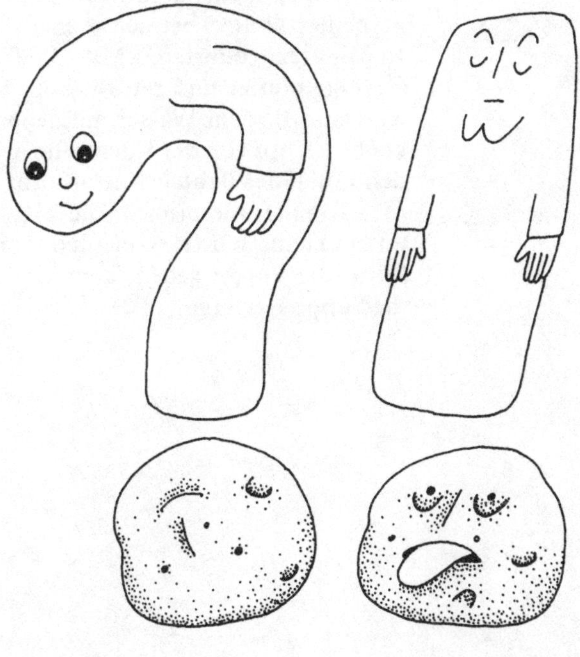

Die geschälten Kartoffeln und das Suppenkraut würfeln und mit den Gewürzen in ¼ Liter Wasser 25 Minuten lang kochen. Zwiebelwürfel in Butter glasig dünsten, Mehl darüber stäuben und durchbräunen lassen. Mit der Suppe auffüllen. Das Selleriegrün und die Zitronenschale dazugeben und 3 Minuten durchkochen. Mit Salz, Pfeffer, Knoblauch abschmecken und mit gehackter Petersilie bestreut servieren.

Zwischenmahlzeit 2 kleine Tomaten (100 g) mit Pfeffer und Schnittlauch

Abendessen **Kartoffel-Lauchsuppe**

150 g geputzter Lauch, 10 g Butter, Pfeffer, Cayennepfeffer, ¼ Knoblauchzehe, ⅜–½ l Wasser, 1 Beutel Kartoffelsuppe, 1 Tomate

Lauch in ca. 1 cm lange Stücke schneiden und in heißer Butter bei schwacher Hitze etwa 15 Minuten dünsten. Mit Pfeffer, etwas Cayennepfeffer und zerdrücktem Knoblauch würzen. Mit dem Wasser aufgießen und aufkochen. Topf von der Kochstelle nehmen und den Inhalt des Beutels Kartoffelsuppe einrühren. Tomate überbrühen, die Haut abziehen und in kleine Würfel schneiden. Tomatenwürfel in die Suppe geben, kurz erwärmen und die Suppe servieren.

2. Tag

Frühstück wie am 1. Tag

Zwischenmahlzeit 1 Orange (100 g)

Mittagessen **Kartoffelsuppe Provence**

15 g Zwiebel, 10 g Butter, ½ Knoblauchzehe, 100 g Paprikastreifen, 50 g Prinzeßbohnen (Dose), 100 g Tomaten (ca. 2 kleine), Pfeffer, Basilikum, gehackte Kräuter, ⅜–½ l Wasser, 1 Beutel Kartoffelsuppe

Zwiebel in Würfel schneiden und in heißer Butter anrösten. Zerdrückte Knoblauchzehe beifügen. Paprikastreifen, Bohnen und in Viertel geschnittene Tomaten dazugeben und etwa 20 Minuten dünsten. Mit Pfeffer, Basilikum und gehackten Kräutern würzen. Mit dem Wasser auffüllen und aufkochen. Topf von der Kochstelle nehmen und Inhalt des Beutels in die Suppe einrühren.

Zwischenmahlzeit 100 g Karotten

Abendessen **Kartoffelsuppe Prinzess und Feldsalat**

1 Beutel Kartoffelsuppe, ⅜–½ l Wasser, 20 g Kresse (1 Kästchen), 10 g Butter; 50 g Feldsalat, Marinade: Essig, Senf, evtl. Süßstoff, Pfeffer, ¼ geriebene Zwiebel

Wasser aufkochen. Topf von der Kochstelle nehmen und Kartoffelsuppenpulver mit dem Schneebesen einrühren. Kresse und Butter dazugeben. Den Feldsalat waschen. Aus Essig, Senf, evtl. Süßstoff, Pfeffer und Zwiebel eine Marinade herstellen, über den Salat geben und gut durchmischen.

3. Tag

Frühstück	wie am 1. Tag
Zwischenmahlzeit	100 g Banane
Mittagessen	**Kartoffelsuppe mit Möhren** *1 Beutel Kartoffelsuppe, 3/8–1/2 l Wasser, 100 g geputzte Möhren, gemahlene Nelken, Muskat, Ingwer nach Belieben, Pfeffer, 5 g Butter, 1 TL Petersilie* Kartoffelsuppe nach Anweisung auf der Packung zubereiten. Möhren auf der Rohkostreibe fein reiben und in die Suppe geben. Mit Gewürzen, Butter und Petersilie abschmekken.
Zwischenmahlzeit	1 Scheibe Knäckebrot, 2 kleine Tomaten, 1/4 Zwiebel
Abendessen	**Kartoffel-Spargelsuppe** *1 Dose Brechspargel (Einwaage ca. 140 g), Wasser, 1 Beutel Kartoffelsuppe, Pfeffer, 1 Spritzer Tabasco, 10 g Butter, 1 EL gehackte Petersilie* Spargel auf ein Sieb geben und abtropfen lassen. Spargelstücke nochmals durchschneiden. Spargelwasser mit Wasser zu 3/8–1/2 Liter Flüssigkeit aufgießen, aufkochen und Inhalt des Beutels Kartoffelsuppe mit dem Schneebesen einrühren. Spargelstücke in die Suppe geben und erwärmen. Mit Pfeffer, Tabasco, Butter und Petersilie abschmecken.

Auch das gibt es: Sie essen Pommes frites und nehmen ab dabei

Mögen Sie Pommes frites? Dann befinden Sie sich in bester Gesellschaft. Gekrönte Häupter wie Königin Silvia von Schweden, Königin Beatrix der Niederlande oder die Prinzessin Diana von Wales zählen ebenso zu den Liebhabern dieser köstlichen Kartoffelstreifen wie Berühmtheiten vom Range eines Ronald Reagan, Franz Beckenbauer und Andy Warhol. Aber wie bei vielem, was besonders gut schmeckt, haben die Götter vor den Genuß das Gewissen gestellt – und zwar ein schlechtes. Wir alle wissen, daß diese Pommes frites nicht ganz ohne sind – nicht ganz ohne Kalorien und nicht ganz ohne gefährliche Fette.

Greifen wir jedoch zu einem kleinen Trick, so ist es mit dem schlechten Gewissen schnell vorbei. Im Gegenteil sogar: Ich zeige Ihnen einen wirklich verblüffenden Weg, Ihre Pommes frites so zu genießen, daß Ihnen sämtliche Wohltaten der Kartoffel zuteil werden. Künftig dürfen Sie diese Kartoffelstreifen essen nach Herzenslust. Sie brauchen Sie nicht einmal zu zählen. Und das beste: Sie können sogar abnehmen dabei. Lassen Sie uns diese Idee deshalb *Pommes-frites-Diät* nennen. Ich habe sie an vielen meiner Freunde und Bekannten ausprobiert (ich selbst habe kein überschüssiges Pfund an meinem Körper). Und Ernährungswissenschaftler haben diese Erfahrungen bestätigt.

Wenn Sie also Pommes frites mögen, kann ich Ihnen die neue Art, Ihr Idealgewicht zu erreichen, nur empfehlen.

Und nun zu dem kleinen, aber entscheidenden Trick. Warum müssen wir den herkömmlichen Kartoffelstreifen zu recht so kritisch gegenüberstehen? Gewiß nicht, weil sie aus Kartoffeln hergestellt werden. Kartoffeln sind nun einmal ein wirklich ideales Nahrungsmittel. Nein, das Bedenkliche an den gewohnten Pommes frites ist das Fett, mit dem sie sich vollsaugen, als könnten sie jeden Augenblick platzen. Ein einziger Teelöffel Öl hat 27 Kalorien – mehr als die Hälfte einer mittelgroßen Kartoffel. Und schon eine kleine Portion Pommes frites enthält in den meisten Fällen wenigstens zehn Teelöffel Öl. Sie verwandeln diese wunderbaren, wertvollen und kalorienarmen Kartoffelstreifen in bedrohliche Kalorienbomben.

Wenn es wenigstens Kalorien wären, die aus hochwertigen Substanzen stammen. Gerade das Gegenteil ist aber der Fall. Dieses Fett enthält keine Spurenelemente, keine Vitamine von Bedeutung – wurde es doch aufs höchste erhitzt, und vermutlich nicht zum erstenmal. Dazu kommt: Diese, darf man sagen, leeren Kalorien geben zwar augenblicklich Kraft, doch da sich ihre Menge auf den Inhalt einiger Teelöffel konzentriert, füllt diese Kalorienbombe nicht unseren Magen. Ein Apfel zum Beispiel, der viel weniger Kalorien besitzt, erfüllt diese Aufgabe schon viel besser. Also hält die Kraft, die aus erhitztem Fett stammt, wahrlich nicht lange an, und es stellt sich sehr schnell wieder Hunger ein. Und wenn Sie es sich genau überlegen, was uns an den Pommes frites so wunderbar schmeckt, ist ja auch kaum das Fett, sondern die Kartoffel. Was also verlieren wir, wenn wir auf das Fett weitgehend verzichten und künftig unsere eigenen Pommes frites ohne Fett herstellen? Wir verlieren gar nichts. Und gewinnen einen neuen Genuß, ganz ohne Reue.

Wir sieden die Kartoffelstreifen also nicht mehr in heißem Fett, sondern backen sie nur noch in heißer Luft. Im Backofen bei höchster Hitze. Dazu schieben wir den Rost oder das Backblech etwa in die Mitte des Backofens, breiten eine Alufolie darüber und geben, möglichst locker, die Kartoffelstreifen darauf.

Sie können diese Streifen selbst herstellen, indem Sie rohe Kartoffeln schälen und in nicht ganz zentimeterdicke Scheiben schneiden. Diese Scheiben stifteln Sie dann zu Streifen, am besten erst kurz bevor sie in den Backofen kommen.

Sie können aber auch tiefgekühlte Pommes frites fettlos im Backofen backen. Sie öffnen die Verpackung und schütten die noch gefrorenen Pommes frites, also unaufgetaut, auf die Folie. Sollten Sie aneinanderklumpen und sich nicht gleichmäßig verteilen lassen, so warten Sie etwa fünf Minuten, bis

die Hitze des Backofens sie aufgetaut hat. Danach verfahren Sie mit ihnen wie mit Ihren selbstgefertigten.
Es hängt von der Dicke der Kartoffelstreifen und von der Hitze im Backofen ab, wie lange es dauert, auf diese Art Pommes frites zu backen. Vor allem aber entscheidet Ihr Geschmack darüber, wie knusprig, wie braun sie sein sollen. Sie werden die Erfahrung machen, daß das Backen zehn bis zwanzig Minuten dauert. Nehmen Sie ruhig zwischendurch schon ein paar Streifen heraus und kosten sie. Mögen Sie sie lieber weich und saftig? Dann werden Sie sie besser herausholen, sobald sie goldgelb sind. Oder ziehen Sie eine knusprige Außenhülle und einen mehligen Geschmack vor? Dann bleiben die Pommes frites besser in der Hitze, bis sie kräftig braun sind. So oder so – es entsteht eine Köstlichkeit, auf die Sie sich freuen dürfen. Mag sein, daß Sie anfangs den Geschmack des Fettes und der üblichen Überdosis Salz vermissen werden. Ihre Pommes frites schmecken in der Tat ganz anders. Sie schmecken nach Kartoffeln. Und wenn Sie wissen, wie segensreich die entschlackende Wirkung der Kartoffel auf Ihren Organismus ist, dann ist Ihnen sicherlich auch bekannt, daß Kochsalz, also das herkömmliche Küchensalz, diese entgiftende, entwässernde Wirkung sofort wieder aufhebt. Essen Sie deshalb Ihre Pommes frites ohne Salz, Sie werden mit dem feinen, unvergleichlichen Geschmack gebackener Kartoffeln belohnt. (Übrigens ist »gesundes« Salz aus der Apotheke oder dem Reformhaus erlaubt. Es ist von ganz anderer Zusammensetzung als das Kochsalz, aber entsprechend teuer.)
Was Sie vor sich auf dem Teller haben, ist ein reines, vollwertiges Naturprodukt. Vermutlich, und das mag Sie überraschen, haben Sie die Kartoffel noch nie in so vollwertiger Form gegessen.
Dafür gibt es eine Erklärung. Viele Wirkstoffe der Kartoffel sind im Wasser löslich. Die Knolle besitzt zwar eine wasserdichte Pelle, aber während des Kochens werden doch wichtige Salze, Säuren, Basen und Spurenelemente ausgeschwemmt und mit dem Kochwasser weggeschüttet. Sie gehen also verloren, noch dazu, wenn die Kartoffel geschält gekocht wird, was Sie möglichst vermeiden sollten. Das ist sehr schade – am meisten um das wichtige Kalium. Das ist

nämlich jener Mineralstoff, der genau die entgegengesetzten Eigenschaften von Kochsalz besitzt. Er schwemmt jeden überflüssigen Tropfen Wasser aus dem Körper heraus. Während schon neun Gramm Kochsalz, etwas mehr als ein Teelöffel, einen ganzen Liter Wasser (und damit ein Kilogramm an Gewicht) in unserem Zellgewebe binden kann. (Ich schreibe über die Gesund- und Schlankmacher der Kartoffel ausführlich in dem Kapitel »Kartoffel – eine tolle Knolle« – siehe Seite 12.)
In der heißen Backluft geht kein Spurenelement verloren, wird kein anderer, für die gesunde Ernährung und das rasche Abnehmen bedeutender Wirkstoff ausgeschwemmt. Wenn Sie darüber hinaus die Kartoffeln vor der Zubereitung auch noch ganz rasch waschen, ohne sie lange zu wässern, dann bringen Sie später wahrlich Pommes frites auf den Tisch, die vor gesund- und schlankmachenden Inhaltsstoffen nur so strotzen. Mit ihnen kommt eine vermehrte Wasserausscheidung in Gang. Sie entgiften und entschlacken den Körper. Sie versorgen den ganzen Organismus mit Stoffen, die Herz und Nerven stärken, den Stoffwechsel aktivieren, mit wichtigen Vitaminen versorgen. Wie alle anderen Kartoffelgerichte in dieser Diät auch lassen diese Pommes frites Sie tiefer und besser schlafen. Ihr Wohlbefinden nimmt zu. Und Abnehmen können Sie obendrein damit. Fast könnte man sagen: Je mehr Sie davon essen, um so besser. Sie wissen ja: Die Kartoffel-Diät wirkt nicht, indem Sie hungern. Sie wirkt, indem Sie essen. Jetzt, da Fett und Kochsalz fehlen, haben wir die reinste Kartoffelkost vor uns. Und ein Blick auf jede Kalorientabelle zeigt, daß Sie diese Pommes frites wahrlich nicht zählen müssen. Hundert Gramm davon, die Sie selbst aus rohen Kartoffeln hergestellt und ohne Fett gebacken haben, besitzen nicht mehr als 75 bis 85 Kalorien. 100 Gramm Tieflkühl–Pommes frites, ebenfalls fettlos aus dem Backofen, liegen knapp darüber: Sie bringen es auf etwa 110 Kalorien. Sie sind vom Hersteller vorbehandelt und wurden für einen kurzen Augenblick in siedendes Fett getaucht, weil sie sich mit geschlossenen Poren energiesparender einfrieren und von der Hausfrau schneller zubereiten lassen. Bei dieser Vorbehandlung nehmen die Kartoffelstreifen nur einen Bruchteil der Fettmenge auf, die in Fett frittierte Kartoffeln

für gewöhnlich besitzen. Lassen Sie sich deshalb nicht davon abhalten, nach Tiefkühlware zu greifen, wenn Sie es sich einfacher machen wollen. Solange die Tiefkühlware in heißer Luft gebacken wird und ungesalzen ist, wird Sie Ihren Hunger stillen und helfen, überflüssige Pfunde loszuwerden. Für gewöhnlich wiegt eine Portion etwa 150 Gramm. Das entspricht dem Gewicht von zwei mittelgroßen Kartoffeln. In Fett herausgebacken, noch dazu vielleicht unsachgemäß, kann dies eine Kalorienbombe von bis zu 500 Kalorien bedeuten. 150 Gramm Pommes frites aus dem Backofen haben nicht mehr als etwa 170 Kalorien (Tiefkühlkost). Nach Hausfrauenart aus rohen Kartoffeln hergestellt, haben sie gar nur 100 bis etwa 120 Kalorien. Das ist nicht mehr als eine mittelgroße Banane an Kalorien hat. Sie können wahrlich davon essen, bis Sie satt werden.

Was Sie von der Pommes-frites-Diät erwarten dürfen

Zunächst das gleiche wie vom Abnehmen bei Kartoffelklößen oder Püree, Bratkartoffeln oder Kartoffelsuppe, Pellkartoffeln oder Kartoffelpuffern: Entschlackung des Körpers, Entwässerung des Gewebes. Sowie kontinuierlichen Gewichtsverlust von etwa einem Pfund pro Tag.
Entschlacken, Entwässern, Entgiften – das sind die neuen Schlagworte aus dem Bereich der Selbstgesundung. Sie fallen immer wieder dann, wenn die Frage gestellt wird: Was kann jeder einzelne von uns selbst zur Gesundung beitragen? Gerade heute, wo Luft, Wasser und Nahrung so sehr mit Schadstoffen belastet sind, gewinnt der Abbau dieser Gifte, sozusagen die Müllabfuhr des Körpers, immer mehr an Bedeutung. Das geschieht zum Beispiel beim Schwitzen – deshalb sind sportliche Betätigung und regelmäßiger Saunabesuch so empfehlenswert. Das geschieht ebenso durch vermehrte Wasserausscheidung – die durch den außergewöhnlich hohen Kaliumgehalt der Kartoffel-Diät automatisch in Gang kommt. Auch dabei verlassen die Schadstoffe den Körper rasch auf natürlichem Wege.

Die verstärkte Wasserausscheidung ist das große Plus, das die Kartoffel-Diät und mit ihr die neue Pommes-frites-Diät anderen Abmagerungskuren voraushat. Das ist der entscheidende Unterschied.

Nun müssen Sie nicht befürchten, daß durch sie das Zellgewebe vielleicht austrocknet oder Ihre Gesichtshaut etwa durch Feuchtigkeitsverlust spröde wird. Die Kartoffel besteht zum Glück zu rund drei Viertel aus wertvollem Saft, der viele Heilkräfte besitzt. Er dringt unmittelbar in jene Poren ein, aus denen das Kalium der Kartoffel die mit Schadstoffen angereicherte Körperflüssigkeit kontinuierlich herauspreßt. Wobei die Kartoffel in jedem Fall mehr Flüssigkeit aus dem Körper treibt, als sie ihm selbst wieder zuführt. Entscheidend ist dabei, daß Sie strikt auf jedes Körnchen Kochsalz verzichten und auch die versteckten Salze in Wurst und Schinken, Heringen, Sardellen und Käse nur in kleinen Mengen zulassen. Würzen Sie lieber mit der großen Palette unserer wunderbaren Küchenkräuter, oder weichen Sie auf das in Apotheken angebotene »gesunde« Salz aus.

Es ist diese Entgiftung des Körpers und gleichzeitige Versorgung mit aktiven Wirkstoffen, die für vielfältige Reaktionen in unserem Körper verantwortlich ist. Der eine Kartoffel-Esser schläft besser, beim anderen verschwinden die Tränensäcke, wenn plötzlich die Nieren wieder besser arbeiten und aufgestaute Flüssigkeit wieder abbauen. Den dritten schützen die Vitamine der Kartoffel verstärkt vor Infektionen, einen anderen erfreuen sie, weil seine Lippen nicht mehr austrocknen. Und all das vollzieht sich, ohne daß Ihr Magen knurrt. Ich halte überhaupt nichts vom strenggläubigen Kalorienzählen. Jeder Tag, an dem vermehrt Kartoffeln auf den Tisch kommen, ist ein Gewinn. Jeder Bissen Kartoffel bewirkt sein Gutes. Fast möchte ich sagen: Je mehr, desto besser. Jede mittelgroße Kartoffel enthält nur ein paar lächerliche Dutzend Kalorien. Glauben Sie mir: Wieviel Sie davon auch essen mögen – für einen an reichhaltige Mahle gewohnten Magen bleibt es eine Abmagerungskur. Und schon gar bei den schlanken, fettlosen Pommes frites aus dem Backofen erübrigt sich jedes lästige Zählen. Laden Sie sich eine tüchtige Portion auf den Teller, und essen Sie nach Herzenslust. Man kann es nicht oft genug wiederholen: Auch die

Pommes-frites-Diät wirkt, indem Sie essen, nicht wenn Sie hungern.
Sie basiert auf einem ausgewogenen Kalorienhaushalt von 700 bis 800 Kalorien pro Tag. Neue Forschungen bestätigten gerade diese Kalorienmenge als wirklich ideal für ein gesundheitsbewußtes Abnehmen. Wir Europäer haben zu oft Schlankheitskuren aus den USA importiert, dabei besitzen wir in der Kartoffel-Diät selbst ein einmaliges Schlankheitskonzept.
Der Erlanger Ernährungsforscher Dr. Werner Fekl zum Beispiel empfiehlt eine ausbalancierte Minimaldiät von 700 Kalorien täglich. Noch weniger zu essen brächte die Gefahr mit sich, daß statt der Fettmassen körpereigene Reserven angegriffen würden. Und so sollte ein ausgewogenes *700-Kalorien-Programm* zusammengestellt sein: 100 Gramm Kohlenhydrate (den Großteil davon liefern die Kartoffeln, die jeder Kartoffel-Diättag empfiehlt, den Rest stellen Knäckebrot, Obst und Gemüse); 50 Gramm Eiweiß (davon enthalten die Kartoffeln nur einen kleinen, allerdings wertvollen Anteil, weshalb Eier, Milchprodukte und mitunter ein kleines Stück Fleisch eine willkommene Ergänzung darstellen); 11 Gramm Fett (davon enthalten Kartoffeln so gut wie gar nichts, deshalb sind beim Kochen und Braten kleine Mengen von Butter oder Öl ebenso statthaft wie mitunter eine Scheibe Schinken, ein Stückchen Käse und sogar eine kleine Portion Fleisch).
In den Pommes frites aus dem Backofen sind die Inhaltsstoffe der Kartoffeln in höchstem Maße enthalten, bis auf ihren natürlichen Flüssigkeitsgehalt. Der kann im heißen Backofen etwas schwinden. Bemühen Sie sich deshalb, täglich bis zu zwei Liter Flüssigkeit zu sich zu nehmen – Kaffee oder Tee, Mineralwasser, aber auch saftiges Obst wie Äpfel oder Birnen.
In den letzten zwei Jahrzehnten ist bei uns der Verzehr an Fleisch und Zucker kräftig angestiegen. Aber nur noch halb so oft wie früher landen Kartoffeln auf den Tellern der Bundesbürger. Immer noch ist diese tolle Knolle – welch ein Witz! – als Dickmacher verschrien, weil sie wie Teigwaren und Reis Kohlenhydrate enthält. Vermeiden Sie diese Fehler. Setzen Sie im Interesse Ihrer Gesundheit und der Ihrer

Nächsten auf die Kartoffel, erleben Sie ihre segensreiche Wirkung, und bleiben Sie ihr treu.
Die nachfolgenden Rezepte gelten für eine Person. Heizen Sie den Backofen auf höchste Hitze – im Elektroherd auf 250 Grad, im Gasherd auf Stufe 6. Je nach Größe und Zustand der Pommes frites (Tiefkühlkost oder nach Hausfrauenart) variiert die Backzeit zwischen 10 und 20 Minuten. Lassen Sie ruhig Ihren Geschmack entscheiden.
Sie finden im Anschluß eine *7-Tage-Pommes-frites-Diät.* Das bedeutet jedoch nicht, daß Sie nun unbedingt zweimal täglich Appetit auf diese goldgelben Stäbchen bekommen müssen. Ich empfehle Ihnen genauso gerne, diese Pommes-frites-Rezepte nach Belieben durch jedes andere Kartoffelgericht auf den Seiten 65 bis 100 in diesem Buch zu ersetzen. Stellen Sie sich ruhig Ihre eigene Kartoffel-Diät von einem Tag bis zu drei Wochen zusammen. Vielleicht erfinden Sie auch sehr schnell Ihr eigenes Pommes-frites-Rezept. Ein Beipsiel: Backen Sie Pommes frites, wie beschrieben, im Ofen knusprig braun. Legen Sie eine Scheibe mageren Edamer (30% F. i. Tr.) kleingewürfelt darüber, und lassen Sie ihn zerlaufen. Würzen Sie mit Paprika, Majoran oder anderen getrockneten Kräutern, Currypulver oder gar mit geriebener Muskatnuß.
Die Kartoffel-Diät und mit ihr auch die Pommes-frites-Diät wirkt garantiert, solange Sie Kochsalz meiden. Der Kalorienbedarf der Frau liegt bei 2100 Kalorien täglich und sinkt im hohen Alter auf 1600 Kalorien ab. Der des Mannes liegt bei 2900 und reduziert sich im Laufe der Jahre auf 2200 Kalorien. Mit der Kartoffelkost liegen Sie garantiert sehr deutlich unter Ihrem Kalorienbedarf. Das garantiert den gleichmäßigen Verlust überflüssiger Pfunde, noch dazu, wenn Sie Ihre Körperleistung durch sportliche Betätigung anheben.
Und nun viel Erfolg und guten Appetit bei der neuen Pommes-frites-Diät!

1. Tag

Frühstück 3 Scheiben Knäckebrot
Kaffee oder Tee ohne Milch und Zucker

Zwischen-mahlzeit 100 g Apfel

Mittagessen **Pommes frites und Blattspinat**
Pommes frites:
Zutaten und Zubereitung wie in der Einleitung beschrieben
Blattspinat:
150 g Blattspinat, 5 g Butter, ¼ Zwiebel, Pfeffer, Muskat, Sinasalz
Spinat mit kochendem Wasser übergießen und abtropfen lassen. Zwiebel in kleine Würfel schneiden, in heißer Butter anrösten. Spinat dazugeben und etwa 5 Minuten dünsten. Mit Pfeffer, Muskat und Sinasalz abschmekken.

Zwischen-mahlzeit 100 g Karotten

Abendessen **Pommes frites mit Apfelkompott**
Apfelkompott:
300 g säuerlicher Apfel, Zitronensaft, 1 Zimtstange, flüssiger Süßstoff
Äpfel schälen, halbieren, Kerngehäuse entfernen. Äpfel in kleine Stücke schneiden. In einem Topf mit 3 EL Wasser, etwas Zitronensaft, der Zimtstange aufkochen und weichdünsten. Zimtstange herausnehmen, Kompott mit Süßstoff und Zitronensaft abschmecken.

2. Tag

Frühstück Müsli und Honigbrot
Müsli:
1 Apfel reiben, mit 1 EL Leinsamen und 5 EL Joghurt vermischen
Honigbrot:
1 Scheibe Vollkornbrot mit 1 TL Butter bestreichen, 1 TL Honig darüberträufeln. Kaffee oder Tee ohne Milch und Zucker

Zwischenmahlzeit 1 Orange (150 g)

Mittagessen **Pommes frites und Fenchel-Radieschensalat**
Pommes frites:
Zutaten und Zubereitung wie in der Einleitung beschrieben
Fenchel-Radieschensalat:
50 g Radieschen, 100 g Fenchel
Marinade:
Zitronensaft, Süßstoff, gehacktes Fenchelgrün, Sinasalz
Radieschen in dünne Scheiben schneiden, Fenchel grob raspeln. Marinade aus den übrigen Zutaten herstellen und darübergießen.

Zwischenmahlzeit ½ Grapefruit (150 g)

Abendessen **Pommes frites mit Steinpilzen**
1 Dose Steinpilze (ca. 120 g), 10 g Butter, 10 g Zwiebel, 1 EL gehackte Petersilie.
Steinpilze auf ein Sieb geben. Große Pilze klein schneiden. Zwiebel würfeln, in heißer Butter dünsten. Die Pilze dazugeben, zwei Minuten erhitzen. Petersilie darüberstreuen.

3. Tag

Frühstück 2 dünne Scheiben Vollkornbrot
100 g Magerquark, frische Kräuter
Kaffee oder Tee ohne Milch und Zucker

Zwischenmahlzeit 100 g Banane

Mittagessen **Pommes frites mit Apfelrotkraut**
Zutaten und Zubereitung wie beschrieben
Apfelrotkraut:
150 g Rotkraut, 10 g Zwiebel, 5 g Öl,
100 g säuerlicher Apfel, 1 TL Essig, Pfeffer,
Zimt, gemahlene Nelken
Zwiebel in kleine Würfel schneiden und in heißem Öl anrösten. Rotkraut hobeln, dazugeben und anschmoren. Wasser nach und nach zugießen. Apfel in kleine Scheiben schneiden, beifügen und alles 20 Minuten dünsten. Mit Essig, Pfeffer, Zimt und Nelken abschmecken und weitere 10 Minuten garen.

Zwischenmahlzeit 200 g Salatgurke

Abendessen **Pommes frites mit Krabben**
250 g Nordsee-Krabben, 3 Frühlingszwiebeln,
½ Salatgurke, 1 Bund Dill
4 EL Essig, Pfeffer, Sinasalz, 1 EL Öl
Krabben aus der Dose gut abtropfen lassen. Zwiebeln waschen und putzen. Zwiebelröhrchen in feine Scheiben schneiden. Die Gurken schälen und der Länge nach halbieren. Die Kerne mit einem Löffel herausschaben. Gurken in kleine Würfel schneiden. Den Dill waschen und fein schneiden. Den Essig mit Salz und Pfeffer in der Salatschüssel verrühren. Öl zugeben. Krabben und die übrigen Zutaten in die Marinade geben. Alles vorsichtig vermischen und kurz durchziehen lassen.

4. Tag

Frühstück

2 Scheiben Knäckebrot
100 g geschälte Orange
Kaffee oder Tee ohne Milch und Zucker

Zwischenmahlzeit

½ Grapefruit

Mittagessen

Pommes frites mit Kohlrabigemüse
Pommes frites:
Zutaten und Zubereitung wie in der Einleitung beschrieben
Kohlrabigemüse:
200 g geputzter Kohlrabi, 4–6 EL Wasser, Pfeffer, Muskat, 1 EL Sahne
Kohlrabi in kleine Würfel schneiden und in heißem Wasser garen. Mit Pfeffer, Muskat und Sahne würzen.

Zwischenmahlzeit

2 kleine Tomaten mit Pfeffer und Schnittlauch

Abendessen

Honig-Pommes-frites
2 große Kartoffeln (in Streifen geschnitten)
1 TL Öl, je ⅛ Tasse geriebener Schweizer- und Parmesankäse, ½ Tasse Joghurt, 1 EL Honig, ¼ Knoblauchzehe, Sinasalz, Pfeffer, Muskatnuß
Öl in eine Auflaufform geben und die Hälfte der Kartoffeln auf dem Boden auslegen. Auf diese Schicht kommt die Hälfte des Käses, dann wieder eine Schicht Kartoffeln und der Rest des Käses. Joghurt, Honig und die Gewürze mischen und obenauf verteilen. Den Auflauf bei 165 Grad eine Stunde lang im Ofen lassen, bis sich eine goldene Kruste gebildet hat.

5. Tag

Frühstück

1 Scheibe Knäckebrot
1 kleines weichgekochtes Ei
Kaffee oder Tee ohne Milch und Zucker

Zwischenmahlzeit

1 Becher Magermilch-Joghurt

Mittagessen

Pommes frites mit Tomaten-Bohnengemüse
Pommes frites:
Zutaten und Zubereitung wie in der Einleitung beschrieben
Tomaten-Bohnengemüse:
150 g Schnittbohnen aus der Dose,
100 g Tomaten, Pfeffer, Bohnenkraut,
Majoran, ¼ geriebene Zwiebel, 5 g Butter
Bohnen und in Stücke geschnittene Tomaten in etwas Wasser dünsten. Mit Pfeffer, Bohnenkraut, Majoran und Zwiebel abschmekken. Butter auf dem Gemüse zergehen lassen.

Zwischenmahlzeit

100 g Birne

Abendessen

Pommes frites mit Paprikasoße und Kopfsalat
Paprikasoße:
150 g geputzte Paprikaschoten, 50 g geputzte
Karotten, 5 g Öl, ⅛ l Wasser, Pfeffer,
Paprikapulver, Kümmel, 10 g Tomatenmark,
10 g Mehl, 1 EL gehackte Petersilie
Paprikaschoten in dünne Streifen schneiden, Karotten grob easpeln. Beides in heißem Öl 10 Minuten dünsten. Wasser nach und nach zugeben. Mit Gewürzen und Tomatenmark abschmecken. Flüssigkeit mit Mehl binden. Petersilie beifügen.
Kopfsalat:
50 g Kopfsalat mit Essig, Pfeffer, Süßstoff, gehacktem Dill und feingeschnittenem Schnittlauch abschmecken.

6. Tag

Frühstück 2 Scheiben Vollkornbrot
100 g geschälte Orange
Kaffee oder Tee ohne Milch und Zucker

Zwischenmahlzeit 100 g Apfel

Mittagessen **Pommes frites mit Champignonsoße**
Pommes frites:
Zutaten und Zubereitung wie in der Einleitung beschrieben
Champignonsoße:
200 g frische Champignons, 100 g gehäutete Tomaten, ¼ geriebene Zwiebel, Pfeffer, Oregano, 1 TL gehackte Petersilie, 1 EL Sahne
Gewaschene Champignons in Scheibchen, Tomaten in Würfel schneiden und im eigenen Saft etwa 15 Minuten dünsten. Mit Zwiebel, Pfeffer, Oregano und Petersilie würzen. Sahne daruntermischen.

Zwischenmahlzeit 100 g Karotten

Abendessen **Pommes frites mit Hackfleisch**
Hackfleisch:
100 g Beefsteakhack (Tatar), 1 EL Tomatenmark, etwas Fleischbrühe, Pfeffer, Paprika, Sinasalz, 1 Zwiebel, 2 TL Öl
In einer beschichteten Pfanne das Öl erhitzen, die gehackte Zwiebel darin glasig werden lassen. Das Hackfleisch dazugeben. So lange braten, bis es krümelig und rundherum braun ist. Tomatenmark unterrühren. Mit etwas Fleischbrühe aufgießen. Einmal aufkochen lassen. Mit Pfeffer, Paprika und Sinasalz abschmecken.

7. Tag

Frühstück 1 Scheibe Vollkornbrot, 50 g Magerquark, 1 weichgekochtes Ei
Kaffee oder Tee ohne Milch und Zucker

Zwischenmahlzeit ½ Becher körniger Frischkäse

Mittagessen **Pommes frites mit Tomatensoße und Gurken**
Pommes frites:
Zutaten und Zubereitung wie beschrieben
Tomatensoße:
4 kleine Tomaten, 10 g Butter, Pfeffer, Thymian, Oregano, 1 TL gehackte Petersilie
Tomaten in kleine Würfel schneiden und in heißer Butter ca. 10 Minuten dünsten. Evtl. etwas Wasser hinzugeben. Mit Pfeffer, Thymian, Oregano und Petersilie abschmecken.
Gurkensalat: *200 g Gurken*
Marinade:
Essig, Pfeffer, Süßstoff, gehackter Dill, ¼ Zehe zerdrückter Knoblauch
Gurken waschen und mit Schale in dünne Streifen schneiden. Aus den übrigen Zutaten eine Marinade zubereiten und kurz vor dem Essen mit den Gurkenstreifen mischen.

Zwischenmahlzeit 1 Orange (150 g)

Abendessen **Pommes frites mit Roquefort-Soße**
Roquefort-Soße:
1 Becher Magermilchjoghurt, 50 g trockener Weißwein, 1 TL Worcestershire-Sauce, Pfeffer, 50 g Roquefort-Käse, Schnittlauch, Sinasalz
Joghurt mit dem Weißwein glattrühren, mit Worcestershire-Sauce, Salz und viel Pfeffer würzen. Den Käse zerbröseln und unterheben. Etwa 15 Minuten im Kühlschrank ziehen lassen. Mit Schnittlauch bestreuen.

Die Zeit danach

Eine erfolgreiche Diät-Ärztin hat einmal gesagt: »Abnehmen ist spannend. Gewicht halten ist langweilig.«
Ich gebe ihr nicht recht. Gerade die Zeit nach einer Diät kann so aufregend sein wie ein Krimi – und manchmal ist sie auch so dramatisch.
Haben Sie zum Beispiel schon daran gedacht, daß nicht jeder in Ihrer Nähe sich darüber aufrichtig freuen kann, daß Sie durchgehalten haben und schlank geworden sind? Es gibt tatsächlich Ehemänner, die sich bedroht fühlen, wenn ihre Frau ein neues Selbstbewußtsein entwickelt und plötzlich auf vielschichtige Weise die verstärkte Bewunderung anderer Männer bewirkt.
Genauso spannend kann es sein, zu beobachten, wie die Menschen um Sie herum auf Ihren Diät-Erfolg reagieren. An Sätzen wie »Ich meine, Du hast früher besser ausgesehen« sind schon lebenslange Freundschaften zerbrochen. Seien Sie wirklich darauf gefaßt, daß Ihre Freude, und sei sie noch so groß, auch von Menschen, die Sie sonst sehr mögen, einfach nicht geteilt werden kann.
Es liegt womöglich auch daran, daß die Statistiken der Mediziner über die Dauer eines Diät-Erfolgs recht deprimierend sind: Von hundert Testpersonen, die sich in den letzten zwanzig Jahren einem wissenschaftlich kontrollierten Abmagerungsversuch unterzogen haben, konnten nur zehn Prozent ihren Gewichtsverlust ein Jahr lang beibehalten. Nach zwei Jahren war diese Gruppe gar schon auf ein kleines Häufchen von 6 Prozent zusammengeschmolzen. Und der amerikanische Ernährungswissenschaftler A. R. Finestein glaubt überhaupt, daß nur ein bis zwei Prozent aller Übergewichtigen ihren Diät-Erfolg auch nach fünf Jahren oder später noch auf die Waage bringen können.

Es gibt jedoch auch Beispiele dafür, was außerordentliche Willenskraft bewirken kann: Eine Gruppe besonders vom Herzinfarkt gefährdeter New Yorker unterzog sich auf ärztlichen Rat einer sehr strengen Abmagerungskur. Vier Jahre danach hatten 71,7 Prozent der Teilnehmer immer noch das am Ende der Diät ermittelte Gewicht. Bei ihnen war es eine Frage auf Leben und Tod. Ihre Willensstärke war der einfache Wille zum Überleben. Es geht also – und ich meine, es lohnt sich auch, sein Idealgewicht möglichst beizubehalten. Aber es geht auch nur dann, wenn Sie wissen, was Sie in der Zeit danach erwartet.

Zuallererst eine herbe Enttäuschung: Sofort nach dem Absetzen der Diät wird Ihr Gewicht um etwa ein Kilogramm zunehmen – ohne daß Sie sich irgendeiner Schuld bewußt sein werden. Sie können auch nichts dafür: In Ihrem Körper vollzieht sich eine grundlegende Veränderung. Er speichert wieder mehr Flüssigkeit – etwa einen Liter.

Wenn Sie also vorhaben, am Ende ein genaues Gewichtslimit zu erreichen, dann muß ich Ihnen empfehlen, solange Diät zu halten, bis Sie sogar ein Kilogramm darunter liegen. Sie wären sonst sehr schnell bitter enttäuscht.

Und Enttäuschungen werden ohnedies nicht ganz ausbleiben. Wie schon gesagt, werden Sie ein wenig darunter leiden, daß manche Ihnen Ihren Erfolg mißgönnen.

Verfallen Sie nicht mehr in die alten Fehler

Eines darf das Ende Ihrer Kartoffel-Diät nicht bedeuten: Daß Sie wieder in die alten Eß- und Verhaltensgewohnheiten verfallen. Für einen Menschen, der zu Übergewicht neigt, ist normale Ernährung bereits Überernährung. Je eher Sie das akzeptieren, um so besser.

Leider ist Ihr Körper, was das Gewichthalten angeht, nicht Ihr allerbester Freund. Er wird immer wieder versuchen, ein kleines Depot anzulegen. Lassen Sie dies möglichst nicht zu. Es gibt da eine abschreckende Erfahrung: Wenn ein durchschnittlich veranlagter Mensch siebentausend Kalorien zu-

viel zu sich nimmt, wird sein Gewicht um ein Kilogramm zunehmen. Aber es ist nicht einfach damit getan, die gleiche Menge an Kalorien wieder wegzulassen, wenn er das überflüssige Kilogramm wieder loswerden möchte. Das gelingt ihm erst nach dem Verzicht auf etwa achttausend Kalorien.
Es wird Ihnen nach alldem, was Sie heute wissen, nur allzu sinnvoll vorkommen, das eine oder andere Fehlverhalten in Zukunft zu vermeiden und sich dafür neue Angewohnheiten einzuüben: Stellen Sie sich, zum Beispiel, konsequent jeden Morgen auf die Waage. Am besten nackt, vor dem Frühstück.
Wenn Sie sich genau beobachten und ehrlich zu sich selber sind, werden Sie einsehen müssen, daß süße Knabbereien,

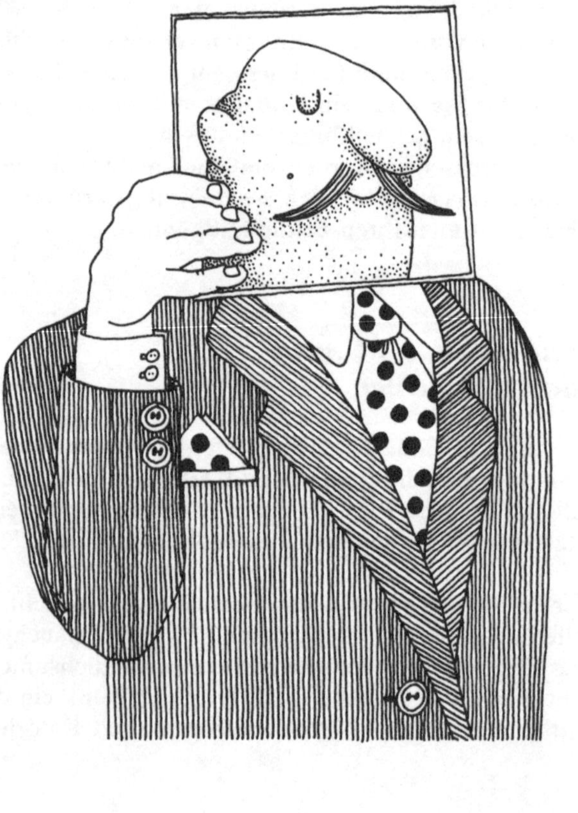

Kuchen und Torten nicht länger zu Ihrem täglichen Brot gehören dürfen. Gönnen Sie sich diese Freuden nur noch zu bestimmten Gelegenheiten. Dann aber sollten Sie sie auch wirklich genießen: Beim Kaffee am Sonntagnachmittag oder bei einem Festessen. Verfallen Sie nicht mehr in die alten Fehler. Sagen Sie sich – und auch den anderen, die es vielleicht nicht selber merken: »Das Essen ist nicht mehr das Wichtigste in meinem Leben.«

Ich muß Sie aber auch warnen: Manchmal werden gerade jene depressiv, denen es gelungen ist, ihr Übergewicht durch strenges Fasten auf heroische Weise loszuwerden. Sie leiden nun darunter, daß die Lustbefriedigung ausbleibt, die sie früher beim Essen verspürten. Und das ist noch nicht alles. Vielleicht haben sie ihre Abmagerungskur mit einer ganz bestimmten Vorstellung verbunden. Zum Beispiel: Daß ein Mensch, der ihnen sehr viel bedeutet, ihnen mehr Beachtung schenkt, wenn sie für ihn attraktiver werden. Oder: daß Vorgesetzte ihre Willensstärke erkennen und sie mit größerer Verantwortung belohnen.

Erwarten Sie nicht, daß das Abmagern allein irgendeine bestehende Schwierigkeit automatisch zum Verschwinden bringt. Gehen Sie davon aus, daß erst einmal nur Sie selbst ermessen können, welch großartige Leistung Ihnen gelungen ist – und welches Selbstwertgefühl Sie diesem Erfolg verdanken. Haben Sie Geduld. Es braucht seine Zeit, bis Ihre neue Lebensfreude auch Ihr Handeln und Fühlen prägt. Spätestens dann wird Ihre Umwelt merken, wie sehr Sie sich zu Ihrem Vorteil verändert haben. Den wenigen, die es auch dann noch nicht wahrhaben wollen, fehlt einfach die Antenne dafür.

Und so halten Sie sich weiterhin fit

Vielleicht interessiert Sie für die Zeit danach eine 1200-Kalorien-Diät, die das Institut für Ernährungswissenschaft der Justus-Liebig-Universität, Gießen, an 550 übergewichtigen Männern und Frauen getestet hat. Erlaubt sind täglich: 180 Gramm Vollkornbrot, 150 Gramm Kartoffeln, 400

Gramm Gemüse, Salate, 150 Gramm Obst, 100 Gramm Fleisch, Fisch oder Eier, 60 Gramm Käse und 150 Gramm Milch. Die Ernährungsberaterin Waltraude Aign, Mitarbeiterin der Justus-Liebig-Universität, hält dies für eine optimale Lebensmittelauswahl. Sie sagt: »Würde es uns gelingen, den Verzehr von dunklen Brotsorten und Kartoffeln zu steigern, könnten manche unserer Ernährungsfehler ausgeglichen werden. Auch in der Behandlung ernährungsbedingter Erkrankungen und in der Schonkost können Brot und Kartoffeln eine wesentliche Rolle spielen.«

Die Zeit nach der Diät ist eine wichtige Phase des Übergangs. Sie können sie sich erleichtern. Sicherlich ist es von großer Bedeutung, was Sie jetzt essen. Aber eine fast ebenso wichtige Rolle spielt Ihre Aktivität, die körperliche wie die geistige. Ich werde Ihnen nun nicht vorrechnen, wieviel Kalorien Sie verbrennen, wenn Sie ein Jahr lang Ihre ganze Post zu Fuß bis zum nächsten Briefkasten tragen oder Zigaretten nie mehr mit dem Auto holen. Das brächte uns nicht weiter (und womöglich liegt noch die beste Konditorei oder der berühmteste Metzger der Stadt an Ihrem Weg). Wissenschaftler haben genau ausgetüftelt, wieviel Bewegung Sie machen müssen, um ein einziges Pfund Fett wegzubekommen: 23 Löcher Golfspielen, 65 Kilometer reiten oder zehneinhalb Stunden lang Holz sägen – mit der Handsäge versteht sich.

Leider haben sich die Wissenschaftler zu selten Gedanken darüber gemacht, was körperliche Betätigung außer dem (viel zu sparsamen) Verbrennen von Kalorien sonst noch bewirkt. Es ist weniger die Bewegung, die uns schlank werden läßt, sondern mehr die Trägheit, die uns schlapp und schwammig macht.

Ich erwarte nicht, daß Sie zu den Glücklichen zählen, die täglich eineinhalb Kilometer in frischer Luft – wandernd, gehend oder joggend – zurücklegen können. Womöglich nicht auf hartem Pflaster, sondern in einem Park, auf einer Wiese, einem Waldweg oder im eigenen Garten. Es wäre allerdings das beste: Aktivität, Sauerstoff und die Natur haben einen günstigen Einfluß auf den Appetitmechanismus in uns. Unsere Vorfahren wären »verhungert«, hätten Sie sich so wenig bewegt, wie wir es tun. Andererseits sind Dicksein, Desinteresse und Depression heute weit verbreitet.

Denken Sie daran und gehen Sie ab und zu den unbequemeren Weg: Verzichten Sie einmal auf den Aufzug, machen Sie Ihre Besorgungen in der Fußgängerzone, bedienen Sie sich nicht mehr der Sprechanlage im Büro, sondern entdecken Sie wieder Ihre Beine.
Der amerikanische Diät-Arzt Dr. Herbert Leon Newbold hat noch etwas wiederentdeckt: Er nennt es das Voll-Spektrum-Licht. Es ist nichts anderes als unser Tageslicht. Ob in der

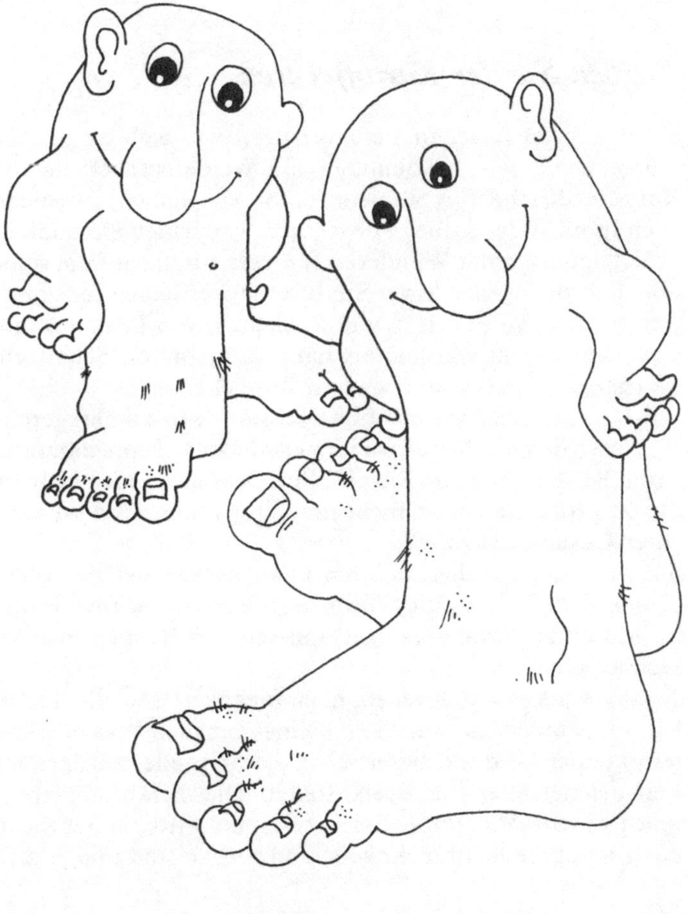

Sonne oder im Schatten. Dr. Newbold ist der Meinung, daß natürliches Licht jede Pflanze, jedes Tier und jeden Menschen auf wunderbare Weise stimuliert. So stehen unsere Sehnerven in Verbindung mit dem Hypothalamuszentrum des Gehirns, das unser Bedürfnis nach Speise und Trank, Sauerstoff und Wärme, Lust und Leid mitbestimmt.
Wie können Sie Voll-Spektrum-Licht – also natürliches im Gegensatz zum künstlichen – auf sich wirken lassen? Es gibt da nur eine Methode: Seien Sie so oft und so lange wie möglich unter freiem Himmel. Näher können Sie der Natur heute nicht mehr sein.

Bleiben Sie der Kartoffel treu

Sie haben am eigenen Leib verspürt, wie wohltuend, wie schmackhaft, wie bekömmlich die Wiederentdeckung der Kartoffel-Küche für Sie sein kann. Versäumen Sie nicht, auch Ihre Kinder dafür zu begeistern. Verzichten Sie, sooft es geht, zugunsten der Wunderkraft dieser Knolle auf die sonst üblichen Beilagen. Lassen Sie Ihre Kinder lieber von Püree und Klößen, von Puffern und Kroketten, von Pellkartoffeln und Suppen satt werden, als hauptsächlich von Schnitzeln und Steaks, Sauerbraten und Grillrippchen.
Die Rezepte aus der Kartoffel-Diät sind schmackhaft genug. Nehmen Sie zwischendurch immer wieder Rezepte daraus in Ihren Küchenplan auf. Sie und Ihre Familie werden vielfach davon profitieren; und nicht nur Ihrer Linie, sondern auch Ihrer Gesundheit zuliebe.
Sie wissen von früher, daß ein Erwachsener, der sich überzählige Kalorien zuführt, normalerweise bis zu fünf Pfund im Monat zunehmen kann. Dann setzt im Körper eine Art Depotsperre ein.
Je länger Sie es durchstehen, nicht mehr zu essen, als Ihr Organismus braucht – was Sie mit einer genauen Waage ermitteln können –, desto tiefer sinkt die Schwelle, an der Ihre Fettspeicherzellen in Streik treten. Die Erfahrung zeigt: Nach etwa zwei Jahren Essensdisziplin wird Ihr Gewicht, auch wenn Sie nicht mehr so streng zu sich sind und es sich

hin und wieder schmecken lassen, nur mehr um höchstens ein Pfund im Monat zunehmen. Mehr läßt der Körper dann gar nicht mehr zu.
Zwei Jahre bewußtes Essen sind nicht mehr als hundert Wochen. Mindestens drei davon haben Sie jetzt schon hinter sich. Es ist doch wirklich verlockend, den Schlankmachern und Gesundmachern der Kartoffel weiterhin treu zu bleiben.

Was unsere Urgroßmütter aus Kartoffeln alles gezaubert haben

Jetzt, da Sie mit Erfolg die Kartoffel-Diät gemeistert haben, können Sie sich und Ihren Lieben getrost – wenn auch in Maßen – hin und wieder ein deftigeres Kartoffelgericht gönnen.
Ich habe in alten Kochbüchern für Sie geschmökert und ein paar Rezepte ausgegraben, die zu Unrecht in Vergessenheit geraten sind. Die besten möchte ich Ihnen hier empfehlen – und zwar Wort für Wort aus dem Küchenschatz von anno dazumal.

Kartoffelsuppe mit gebackener Leber
Man macht eine dünnflüssige, ohne Mehl gestäubte Kartoffelsuppe, bindet sie mit Eigelb und gibt gebackene kleine Leberschnitten und Semmelwürfel hinein.

Biersuppe mit Kartoffelmehl
Man läßt gutes Weißbier mit Zitronenschale, einigen Zitronenscheiben, Zucker und Zimt aussieden, rührt dann zu einer Maß Bier zwei volle Eßlöffel, in kaltem Bier zerquirltes Kartoffelmehl hinzu und läßt alles noch einmal aufkochen.

Hamburger Kartoffelsuppe
Kleingeschnittene Kartoffeln und Äpfel werden aufgesetzt, wenn weich, durchgerührt und mit wenig Salz und Zucker abgeschmeckt. Ausgebratener, würflig geschnittener Speck kommt zuletzt dazu, sowie nach Belieben ein wenig Essig.

Französische Kartoffelsuppe
In 60 Gramm Butter schwitzt man einen Löffel gehackte Petersilie und etwas Kerbel, rührt einen Löffel Mehl hinzu, schwitzt es hellgelb, verkocht es mit 2 Litern Fleischbrühe

und zehn bis zwölf gekochten, geschälten und durch ein Sieb geriebenen Kartoffeln zu einer sämigen Suppe, legiert dieselbe mit 2 Eidottern und legt eine Anzahl Kartoffelklößchen hinein, die man aus acht gekochten, zu Brei verriebenen Kartoffeln, 250 Gramm fein gehacktem Kalbfleisch, 90 Gramm Butter, einem Ei, einigen Löffeln Rahm, Salz, Muskatnuß und einem Löffel geriebenem Parmesankäse bereitet, in Ei und Semmel umgekehrt und in Butter gebraten hat.

Gefüllte Kartoffeln

Man kocht sehr große, schöne Kartoffeln mit der Schale, schält sie ab und schneidet sie in zwei lange Hälften, die man mit dem Löffel aushöhlt. Man bereitet eine Masse aus einem Ei, etwas Butter, gehackten Bratenüberresten und gewiegter Petersilie, füllt dieselbe in die Kartoffeln und bratet sie im Backofen bei guter Hitze, oder in heißem Fett in der Pfanne.

Kartoffeln mit Majoransauce

Rohgeschälte Kartoffeln, rein gewaschen, werden, nachdem sie durch einen Seier abgelaufen sind, in eine Kasserolle mit gutem Abschöpffett oder Butter gelegt, hierauf etwas Fleischbrühe oder Wasser daran gegossen, mit Salz und ein wenig geriebenem Majoran bestreut. Die Kartoffeln, auf Kohlen zugedeckt gestellt, werden, ohne darin zu rühren, weich gekocht. Hierauf wird ein kleiner Kaffeelöffel voll Mehl mit guter Fleischbrühe, ein wenig Butter oder einem Eßlöffel voll Bratenbrühe dazu, über diese Kartoffeln gegossen und man läßt sie noch ein wenig kochen. Die zu diesem Gemüse gebrauchten Kartoffeln werden in runde, dicke Rädchen geschnitten.

Kartoffeln mit saurer Sahne

Zwei Pfund roh geschälte, gut gewaschene Kartoffeln werden in Scheiben geschnitten, gebrüht und nachdem sie auf einem Sieb abgetropft sind, schichtweise in eine reichlich mit Butter ausgestrichene Form gelegt. Alsdann quirlt man ½ Liter saure Sahne klar, vermischt sie mit ½ Tasse geriebenem Parmesankäse, gießt die Sahne über die Kartoffeln, die davon knapp bedeckt sein müssen, stellt die Form fest verdeckt in einen heißen Ofen, bis die Sahne eingezogen ist und die Kartoffeln weich, aber noch feucht sind.

Indisches Kartoffelpüree

Zwei Pfund Kartoffeln werden geschält, in Salzwasser gar gekocht, abgegossen, abgedämpft, und – nachdem sie mit einer Keule zerdrückt sind – durch ein Sieb getrieben, doch dürfen sie dabei nicht erkalten. Alsdann rührt man 60 Gramm frische Butter, 2 geriebene, in Butter weich gedämpfte Zwiebeln und 1 Eidotter dazu, schmeckt das Püree mit 1 Messerspitze gestoßenem Cayenne-Pfeffer ab, legt es in eine mit Butter bestrichene Schüssel und schiebt die Speise in den Bratofen, bis sie oben gelb geworden ist.

Kartoffelpudding

In 150 Gramm schaumig gerührte Butter rührt man abwechslungsweise 5 Eigelb und 420 Gramm tags vorher gesottene und beim Gebrauche flockig geriebene Kartoffeln, 2 Löffel dicken sauern Rahm, Zitronenschale, etwas Salz und zum Schluß den fest geschlagenen Schnee von 3 Eiklar mit 2 Löffeln Semmelbrösel. Diese Masse kocht man in eine Serviette gebunden in Salzwasser oder in einer mit Butter ausgestrichenen und mit Bröseln bestreuten Puddingform eine Stunde lang. Den Pudding gibt man zu Sauerbraten, Kalbs- oder Schafbraten.

Gebackene Kartoffelklöße

Man rührt 90 bis 100 Gramm Butter, mischt drei Eier, einen gehäuften Suppenteller voll gekochte, geriebene Kartoffeln, etwas Salz und Muskatnuß hinzu, formt längliche Klößchen daraus, bäckt sie auf beiden Seiten in Butter und reicht sie zu Rinder- und Hammelbraten. Häufig tut man zu diesen Klößen auch geriebene, geröstete Semmeln, wodurch sie noch an Wohlgeschmack gewinnen.

Kartoffelknödel mit Schinken

Man tut 2 bis 3 Pfund gesottene, am Reibeisen geriebene Kartoffeln in eine Schüssel, fügt das nötige Salz und eine starke Handvoll zerhackten Schinken dazu, dann rührt man 2 Eier und etwas Schweinefett darunter, tut einen gehäuften

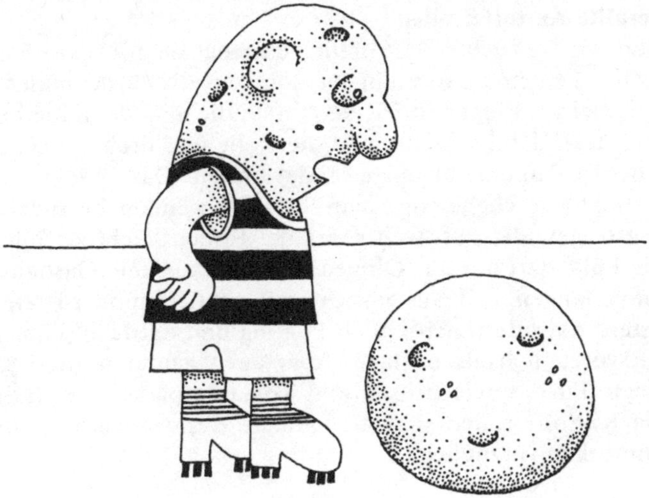

Eßlöffel voll Mehl oder geriebenes Brot dazu, formiert runde Knödel daraus und läßt sie in kochender Fleischbrühe gut durchkochen. Sie sind gut zum Sauerkraut. Man kann sie auch im gesalzenen Wasser abkochen und mit Zwiebeln abschmelzen.

Italienischer Kartoffelsalat

1 Tasse gekochter Kartoffeln, 1 Tasse säuerlicher Äpfel, 1 Tasse saurer Gurken, 1 Tasse Kalbsbraten, eine halbe Tasse eingelegter roter Rüben, 3 hart gekochte Eier, 2 gut gewässerte Heringe schneidet man in feine Würfel und vermischt alles mit 1 ½ Tassen Speiseöl, 1 Tasse Weißwein, 1–2 Löffel Estragonessig, Salz und gestoßenem Pfeffer zu einem pikant schmeckenden Salat. Nachdem derselbe 2–3 Stunden verdeckt und kühl gestanden hat, rührt man ihn nochmals leicht durcheinander, schüttet ihn lose in eine Salatschale und garniert ihn mit Sardellen, eingelegten Bohnen, Wurstscheiben und Streifen von Pökelfleisch.

Gefüllte Kartoffelrollen

Man reibt gekochte Kartoffeln, vermengt sie mit etwas Salz, auch mit einem Ei, formt in der Hand eine Rolle, der man mit dem kleinen Finger eine Rille gibt, in die man die Fülle hineindrückt, dann schließt man die Rolle und dreht sie schön glatt. In Paniermehl umgewendet braten. Das Braten muß vorsichtig geschehen und man soll nicht wenden, bis sich die Kruste gebildet hat, weil sonst die Rollen leicht zerfallen. Die Fülle darf nur aus Dingen bestehen, die kein Gardämpfen verlangen, z. B. aus gewiegtem Kochfleisch oder Bratenresten. Aal oder Lachs, auch Pökling und Sardelle schmekken vorzüglich als Einlage. Aber auch gebratene und gewiegte Pilze, junge Erbsen und Tomaten passen gut darin. Die Kartoffelrollen sind die idealste Resteverwertung und schmecken vorzüglich.

Dampfnudeln aus Kartoffeln

1 Pfund recht mehlige Kartoffeln werden geschält und in Salzwasser gekocht, noch heiß durch ein erwärmtes Sieb gestrichen und 1 gehäufter Eßlöffel frische Butter darin klar gerührt. Wenn die Masse erkaltet ist, verarbeitet man damit 2 ganze Eier und soviel Mehl, daß man einen glatten feinen Teig erhält, aus welchem man fingerdicke Nudeln formt. Alsdann kocht man 1–1 ½ Tasse Milch mit 1 Löffel Butter in einer breiten, nicht zu tiefen Kasserolle auf, legt die Nudeln ziemlich dicht nebeneinander in die kochende Milch und läßt sie in einem heißen Ofen aufziehen. Die Milch darf nicht über den Nudeln stehen.

Dampfnudeln mit weißem Käse

Man rührt 8 gehäufte Eßlöffel weißen, recht trocken abgelaufenen Käse mit 2 ganzen Eiern, 2 gehäuften Eßlöffeln Mehl gut durcheinander, schüttet zuletzt 16 gehäufte Löffel gekochter, geriebener Kartoffeln dazu, knetet den Teig auf einem Backbrett klar und formt zweifingerdicke Nudeln daraus. Alsdann kocht man Milch mit 1 Löffel frischer Butter in einer nicht zu flachen Pfanne auf, setzt die Nudeln nebeneinander in die Pfanne und läßt sie im Ofen recht schön gelb werden. Dabei sollte man darauf achten, daß die Milch nicht über den Nudeln steht.

Kartoffelauflauf mit Speck
Man schneidet ¼ Pfund gekochten geräucherten Speck, nachdem er erkaltet ist, in kleine Würfel. Alsdann verquirlt man 3 ganze Eier in 1 Tasse süßer Milch, gibt ein Pfund gekochte geriebene Kartoffeln, die Speckwürfel und Salz nach Geschmack dazu und füllt den Teig in eine mit Butter bestrichene und mit geriebenem Zwieback bestreute Form. Wenn dies geschehen ist, schlägt man schnell ¼ Liter saure Sahne mit einem ganzen Ei und 1 Teelöffel feinem Mehl zusammen, verteilt dies gleichmäßig über den Kartoffelteig in der Form und läßt den Auflauf ¾ bis 1 Stunde backen. Dann stürzt man denselben auf eine erwärmte Schüssel.

Kartoffelschnitzel
Geriebene, gekochte Kartoffeln werden mit einem Ei, etwas gewiegten Pilzen oder Fleisch vermengt, sowie mit etwas geriebcner Zwiebel, Salz und Pfeffer und dann in Schnitzelform gedrückt. Nachdem man dieselben in Paniermehl umdrehte, bratet man sie auf beiden Seiten schön goldgelb.

Buttermilchkartoffeln
1 Liter Buttermilch rührt man auf dem Feuer mit ¼ Pfund Grieß oder Mehl oder Haferflocken bis zum Kochpunkt und gießt dieselbe über gekochte Kartoffelstückchen. Man schmeckt mit Zimt und Zucker ab, kann aber auch weichgekochte Kirschen oder Birnen dazugeben. Anstelle der Buttermilch kann man auch Magermilch nehmen.

Kartoffelapfelkeulchen
Ein Pfund gekochte, geriebene Kartoffeln, ½ Pfund geriebene rohe Äpfel, ½ Pfund Mehl, etwas Salz und 50 Gramm Zucker vermischt man zusammen, formt kleine Kuchen, die man auch in Krumen panieren kann, und bratet sie mit Fett oder Öl in der Pfanne von beiden Seiten schön braun. Man bestreut sie gern mit Zimt und Zucker.

Kartoffelauflauf mit Obstfüllung
Man rührt einen Teig von einer kleinen Obertasse Milch, 30 Gramm geriebenen Zucker, ½ Pfund gekochten geriebenen Kartoffeln, 2 ganzen Eiern und dem nötigen Salz, gießt

die Hälfte desselben in eine mit Butter ausgestrichene und mit Semmelmehl ausgestreute Form, stellt darauf dicht nebeneinander kleine geschälte Äpfel, denen man das Kernhaus rund ausgebohrt hat, füllt die Äpfel mit gehackten Mandeln, kleinen Rosinen und geriebenem Zucker, gießt die andere Hälfte des Teiges darüber, zerpflückt etwas Butter oben darauf und bäckt den Auflauf bei Mittelhitze goldgelb.

Kartoffelauflauf mit Äpfeln

Man schält die Äpfel und schneidet viereckige Bröckchen von guten Kochäpfeln. 2 Pfund ebenfalls gute, rohgeschälte Kartoffeln werden in gleiche Würfel geschnitten. Nun werden diese beiden Teile in eine Pfanne getan, in Schmalz gelb geröstet und beigelegt, mit Zucker und Zimt bestreut, 4 bis 5 Eier daran gerührt, etwas Zitrone beigefügt, in eine mit Butter bestrichene Form gegeben und auf Kohlen gelegt, oder im Ofen langsam gebacken.

Kartoffelstrudel mit Milch

Man nehme ½ Pfund Mehl, rühre dieses mit etlichen Eßlöffeln voll warmer Milch und einem halben Ei zu einem lockeren Teig an; man bearbeite ihn auf dem Nudelbrett, daß er große Blasen wirft, lasse ihn – von einer warmen Schüssel zugedeckt – eine Stunde liegen, nehme indessen ½ Pfund gekochte, geriebene Kartoffeln, rühre sie in einer Schüssel nebst ¼ Liter saurem Rahm, 2 Eiern gut untereinander. Eine halbe Stunde vor dem Anrichten decke man einen Tisch mit einem reinen Tuch, tue den Teig laubdünn darauf ausrollen; nun bestreiche man denselben mit zerlassener Butter, streiche die zubereitete Kartoffelmasse darauf, dann halte man das Tuch in die Höhe und rolle den Teig so zusammen, lasse in einem Aufzugblech Butter und so viel Milch kochen, daß es zur Hälfte an den Strudel heraufgeht; wenn dieses recht kocht, macht man den Strudel wie eine Schnecke zusammen, setzt den Teig in die kochende Milch und läßt ihn im Ofen gut aufgehen.

Kartoffelkrapfen

Man rührt von 1 Pfund Mehl, 1 Pfund gekochten geriebenen Kartoffeln, 2 Löffeln frischer Butter, 3 ganzen Eiern und

1 Eidotter, 50 Gramm in etwas Milch aufgelöster Preßhefe und ein wenig lauwarmer Milch einen ziemlich derben Teig, gibt nach Geschmack etwas Zucker und Salz dazu und läßt den Teig an einem warmen Ort etwas aufgehen. Nach Ablauf dieser Zeit rollt man den Teig fingerdick aus und sticht mit einem Glase runde Kuchen aus. Auf die Hälfte derselben setzt man ein Klümpchen Obstmarmelade, deckt dann immer ein leeres Kuchenstück darüber, drückt die Ränder fest zusammen, läßt die Krapfen noch einige Minuten an einem warmen Ort aufgehen und bäckt sie in kochendem Schmalz schwimmend bräunlich. Mit gesiebtem Zucker bestreuen.

Kartoffelmaultaschen

2 ganze Eier und 1 Eidotter werden klar gequirlt, 1 Löffel Mehl und 1 Pfund kalte, gekochte und geriebene Kartoffeln damit zu einem gebundenen Teig verarbeitet. Diesen rollt man dünn aus, bestreicht ihn mit saurer Sahne und streut ge-

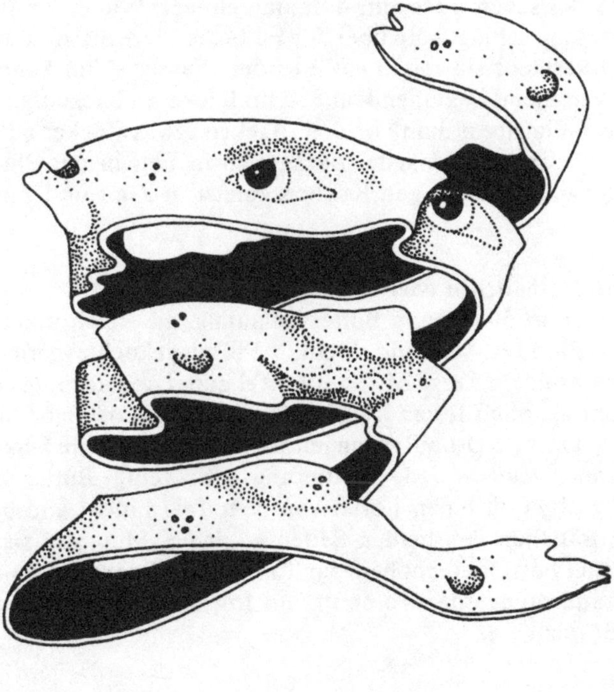

siebten Zucker darüber. Alsdann schneidet man den ausgerollten Teig in handlange, 3 Finger breite Streifen, klappt dieselben zur Hälfte zusammen, drückt die Ränder fest aufeinander und legt die Maultaschen ziemlich dicht nebeneinander in eine nicht zu tiefe Pfanne in heiße Butter. Sobald die Maultaschen auf der unteren Seite goldgelb gebacken sind, wendet man sie um. Zu gleicher Zeit verquirlt man 2 Eidotter und 2 Löffel gesiebten Zucker mit ¼ Liter recht fetter, süßer Sahne, gießt diese Mischung gleichmäßig mit einem Löffel über die Maultaschen, schiebt dieselben in einen Ofen und bäckt sie bei Mittelhitze glänzend braun.

Süße Kartoffeltaschen

Man bereitet von 250 Gramm geriebenen Kartoffeln, 250 Gramm Mehl, zwei Eßlöffel flüssiger Butter, bzw. Margarine oder Öl, zwei Eßlöffel Zucker, etwas abgeriebener Zitrone, einem Ei und einem Päckchen Backpulver einen Teig, der sich ausrollen läßt. Wenn dieses geschehen ist, schneidet man Vierecke von demselben, in welche man etwas Marmelade, Kirschen oder eine Pflaume einlegt. Wie einen Briefumschlag schlägt man über der Fülle die Vierecke zusammen und verklebt sie mit etwas Ei oder Wasser. Man kann sie schwimmend in glühendem Fett im Backofen backen. In diesem Falle streut man vor dem Backen etwas Zucker auf die angefeuchtete Oberseite. Bäckt man in Fett in der Pfanne, dreht man die fertigen Kuchen zuletzt in Zimt und Zucker um.

Kartoffelbällchen oder Böhmische Dalkerln

Man rührt 50 Gramm Butter schaumig, gibt nach und nach drei Eidotter, ½ Pfund Mehl, 1 Pfund gekochte geriebene Kartoffeln, ½ Tasse Milch, 2 Löffel gute Hefe dazu, bis man einen ziemlich festen Teig erhält. Nachdem derselbe an einem warmen Ort aufgegangen ist, nimmt man eine Setzeierpfanne, legt in jede Vertiefung ein wenig Butter oder Schmalz, füllt einen Löffel von dem Teig hinein und bäckt die Bällchen von beiden Seiten goldgelb. Man gibt sie mit Zucker bestreut recht heiß zur Tafel. Eine Frucht- oder weiße Schaumsauce oder Kompott von Johannis- und Himbeeren paßt dazu.

Kartoffelbrot

2 Pfund geriebene gekochte Kartoffeln und ein Ei verknetet man mit soviel fein gemahlenem Grieß oder Grütze, wie sie annehmen. Dazu gibt man 1 Eßlöffel Salz und 2 Pakete Backpulver und formt ein Brot davon, welches man 1 Stunde bei normaler Hitze bäckt. Man bepinsele es öfter während des Backens mit Zuckerwasser.

Kartoffelobstpudding

Geriebene gekochte und rohe Kartoffeln vermengt man zu gleichen Teilen und füllt diese Masse, die etwas mit geriebener Zitrone gewürzt und mit Salz und Zucker abgeschmeckt wird, zur Hälfte in Obertassen, darauf gibt man dann das rohe Obst, gleich welcher Art; besonders gut eignen sich Pflaumen und Kirschen, aber auch alle Beerenfrüchte sowie Äpfel und Birnen, letztere in Würfel geschnitten. Den letzten Raum der Tasse füllt man wieder mit Kartoffelmasse. Diese Tassenköpfe setzt man in ein Wasserbad, das bis zur knappen Hälfte reicht, und kocht den Pudding langsam eine Stunde. Wenn er gestürzt wird, hat er meist seine eigene Brühe von dem Saft des Obstes; man kann aber auch gesüßte Milch darüber gießen.

Kartoffelmacronen

½ Pfund Mandeln werden gebrüht, und nachdem die Schale abgezogen ist, fein gerieben. Alsdann schlägt man das Weiße von 4 Eiern zu steifem Schaum, gibt ¾ Pfund geriebenen Zucker (Puderzucker), die abgeriebene Schale 1 Zitrone und zuletzt ½ Pfund gekochte, geriebene Kartoffeln dazu, setzt von dem Teig kleine Häufchen auf ein mit Wachs bestrichenes Blech, läßt sie ¼ Stunde stehen und backt sie dann ganz langsam bei mäßiger Hitze.

Kartoffeltorte

Recht mehlige Kartoffeln werden am Abend vor dem Gebrauch gekocht und geschält. Am nächsten Morgen werden sie gerieben, wobei man darauf achtet, sie recht lose zu halten, damit die Kartoffelfasern locker durch das Reibeisen fallen. Nur die Masse, welche hinter die Reibe fällt, eignet sich zum Backen. Man wiegt davon 1 ¼ Pfund ab, breitet sie

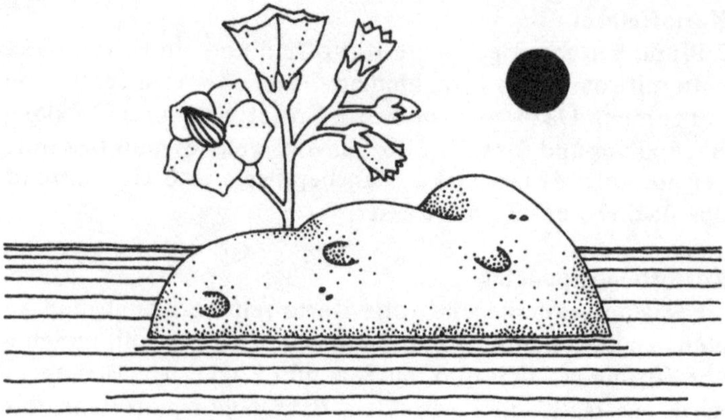

in einer flachen Schüssel auseinander und stellt sie 3 Stunden an einen luftigen, aber nicht zu kalten Ort, damit sie noch völlig austrocknen. Nach Ablauf dieser Zeit schlägt man 16 Eidotter mit ¾ Pfund gesiebtem Zucker schaumig, gibt den Saft und die Schale von einer Zitrone, 17 Neuloth süße und einige bittere geriebene Mandeln dazu und rührt die Masse ½ Stunde gleichmäßig nach einer Seite. Zu gleicher Zeit vermischt man die geriebenen Kartoffeln mit 2 gehäuften Eßlöffeln Kartoffelmehl, gibt diese Masse löffelweise zu dem Eierteig und durchzieht denselben zuletzt mit dem steifen Schaum von 14 Eiweiß. Sobald der Teig fertig ist, muß derselbe unverzüglich in eine mit Butter ausgestrichene und mit geriebener Semmel ausgestreute Tortenform gefüllt werden und bei dem zweiten Hitzegrad 1 ¼ Stunde backen.

Englische Kartoffeltorte
280 Gramm Zucker und 8 Eigelb werden ½ Stunde fest und schaumig gerührt; dann 100 Gramm abgezogene und geriebene Mandeln, 35 Gramm Orangeat, 70 Gramm Zitronat, die Schale einer Zitrone, Zimt und Nelken sowie 420 Gramm gesottene und geriebene Kartoffeln dazu gemischt, von 7 Eierklar der Schnee eingehoben, in die gebutterte Form gefüllt und ¾ bis 1 Stunde gebacken.

Linzer Kartoffeltorte

150 Gramm Zucker und 5 Eierdotter werden fest und schaumig gerührt, 140 Gramm geschälte und geriebene Mandeln, 200 Gramm gekochte und durch ein Sieb getriebene Kartoffeln, von einer Orange die fein gewiegte Schale und der Saft, 100 Gramm Sultaninen, 100 Gramm Weinbeeren, 2 Löffel voll Rum, 140 Gramm Zitronat, 100 Gramm Orangeat beigefügt und schließlich von 4 Eiklar der fest geschlagene Schnee eingehoben. Den Teig in die gebutterte Form gefüllt und 1 Stunde backen.

Kartoffeltorte nach Wienerart

200 Gramm Zucker und 7 Eigelb werden ½ Stunde fest und schaumig gerührt, von ½ Zitrone die Schale und der Saft dazugegeben, 400 Gramm gesottene und geriebene Kartoffeln und 5 Eierschnee mit 2 Löffeln feinem Grieß eingehoben. Hierauf bestreicht man eine Form mit Butter, bestreut sie mit Bröseln, füllt die Masse ein und bäckt sie ¾ bis 1 Stunde im Rohr.

Bibliographie

Wenn Sie mehr über das Schlankwerden und Schlankbleiben wissen wollen, empfehle ich Ihnen als Lektüre:

Dr. Robert C. Atkins, »Energie-Diät« und »Diät-Revolution«, S. Fischer-Verlag, Frankfurt

Annie Scott Beller, »Fat & Thin«, Farrer, Straus and Giroux, New York

Swami Dhirendra Brahmachari, »Yoga hilft heilen«, H. Bauer-Verlag, Freiburg

Myrna Davis, »Kartoffel, Kartoffel«, Mosaik Verlag, München

Dr. Barbara Edelstein, »Neue Diät für Frauen«, Meyster-Verlag, Wien-München

Dr. Alexander Felix, »Das Schlankheits-Konzept«, Optima-Verlag, Köln

Joyce Finch »101 Ways to Slim«, und »Stay Slim«, New English Library, London

Benjamin S. Frank, M. D., »No-Aging Diet«, Dial Press, New York

H. L. Newbold, M. D., »Revolutionary New Discoveries About Weight Loss«, Rawson Ass., New York

Dr. L. u. L. Pearson, »Psycho-Diät«, Rowohlt Taschenbuch-Verlag, Reinbek bei Hmbg.

David Reuben, M. D., »The Save-Your-Life Diet« und »Everything You Always Wanted to Know About Nutrition«, Simon and Schuster, New York

Barbara Rütting, »Mein Kochbuch«, Mosaik Verlag, München

Sanford Siegal, D. O., M. O., »Dr. Siegal's Natural Fiber Cookbook«, The Dial Press, New York

»Speise-Kartoffeln«, Bundesausschuß für Volkswirtschaftliche Aufklärung e. V., Köln.

Sachregister

Abführmittel 14
Ablenkung 40
Abmagerungskuren 9, 33, 34
–, fragwürdige 23
Absetzen der Diät 117
Abspeck-Kur 9
Abwehrkräfte, erhöhte 30
Alltagskost 18
Antibaby-Pille 34
Appetit 36
Appetitzügler 26, 33
Ausschwemmung des Körpers 13

Bakterien 21
Ballaststoffe 21
Beendigung der Diät 116–123
Bekämpfung des Übergewichts 37
Belohnung 45, 46
Betätigung, körperliche 47, 48, 120
Bewußt und langsam essen 42
Bluthochdruck 13, 25
Blutkreislauf 50
Blutzucker 25
Büro-Diät 62

Cholesteringehalt 21
Corpulentia interrupta 32
Cortison-Präparate 14
»Couch-Diät« 55, 56
Crash-Diäten 25, 60

Darmträgheit 21
Depressionen 52
Diät, Beendigung 116–123
Diätbeginn 26, 27, 28
Diätdauer 60
Diäterfolge 29–31, 116
Diät für Kinder 122
Diäthilfen 52–57
Diätmißerfolge 29, 32–35
Diät mit 1200 Kalorien 119
Diätpartner 42, 43, 44
Diätunterbrechung 53, 54
Diät-Ziel 22, 58
Dickmacher 18
Diuretika 26
Dosenware 11
3-Wochen-Diät mit fünf Mahlzeiten am Tag 62, 65–85
Durchhaltevermögen 32, 42, 45

»Ehepaar-Diät« 43
Energieverbrauch 58, 120
Entgiftung 105, 106
Entschlackungsprozeß 25
Entspannung 56
Entwässerungstabletten 14
Erfahrungsaustausch 42
Erfolgserlebnisse 25
Erkältungskrankheiten 19, 30
Ernährung, einseitige 23
–, mangelhafte 17
Ersatzbefriedigung 52
Eß-Bewußtsein 54, 55
Essen als Ersatzbefriedigung 36, 37
– aus Langeweile 40
– aus Nervosität 40
Essensdisziplin 122
Eßgewohnheiten 38, 57, 118
Eßplatz 41
Eßsucht 56
Eßverhalten 39, 41, 42, 51, 52
Eßverhalten aufschreiben 39, 40
Eßverhalten von Übergewichtigen 36

Fasten mit einem Partner 42, 42

Fehlverhalten 38
Fertigprodukte 12
Fett 101, 102, 104
Flüssigkeitsbedarf 51
–, täglicher 59
Frühstück 44, 45, 58, 64

Gemüse 58
–, erlaubte 58
Geschlechtshormone 33, 34
Gesichtsmaske aus Kartoffeln 64
Getränke, kalorienarme 51
Gewebe 13
Gewichthalten 117
Gewichtsabnahme 20
Gewichtsabnahme pro Kartoffeltag 19, 29
Gewichtskurve, persönliche 40
Gewichtslimit 117
Gewichtsprobleme 10
Gewichtsverlust 31
Gewichtszunahme 122
Gewichtszunahme, beruflich bedingt 24
–, sozial bedingt 24
Gewicht und Krankheiten 23
Gicht 16, 30
Glukosemangel 47

Heilwirkung der Kartoffel 15, 16
Herzleiden und Kartoffeldiät 19
Herzmittel 14
Heißhunger 46
–, Mittel gegen 46, 47
Honig-Pommes-frites 112
Hormone in der Kartoffel 16
Hormone, weibliche 34
Hormonkur 34
Hungerdrüse 46, 47
Hungergefühl 20, 26
Hypothalamus 46, 47, 48

Idealgewicht 22
Insulin-Präparate 14
Ischias 16, 30
Isometrik 47

Kalium 13, 14, 103
Kaliummangel 14
Kaliumverlust durch Medikamente 14
Kalorien 102, 104, 105, 106
Kalorienbedarf, tägl. 18, 21, 58
Kalorienhaushalt 107
Kalorienvergleich 18
Kalorienzählen 31
Kalzium 15
Karies 16
Kartoffel-Fertigprodukte 12, 20
–, Kaloriengehalt 61
Kartoffelkonsum 17
Kartoffelpüree-Diät 63
Kartoffelrezept aus Urgroßmutters Küche 115–117
Kartoffelsuppen-Diät 63
Kartoffel-Tag 62, 64
Kauen 42, 55
Keimdrüsenträgheit 34
Knabbereien 118, 119
–, gesunde 50
–, industriell gefertigte 50
Kochsalz 13, 103
Kohlenhydrate 18
Körperbau 35
Körpergewicht 22
Körperliche Betätigung 47
Körpertemperatur 46, 47

Lebensalter und Gewicht 22
Lebensfreude 25, 119

Magnesium 15
Mangelhafte Ernährung 17
Medikamente 33
–, entwässernde 26
–, Nachwirkungen 33
Medikamentenkonsum 35
Medikamentenmißbrauch 15
Medikamente und Diäten 14
– und Kartoffel-Diät 26
Medizindepots 33
Menopause 34
Mineralstoffe der Kartoffel 13, 15
Muskelkrämpfe 30

Nährstoffe 12
Nahrungsinstinkt 36
Naturprodukte 10, 11, 50

Neuralgien 30
Nieren 13
Normalgewicht 22

Obst 58
–, erlaubtes 58
Östrogen 35

Pflanzenprodukte 14
Pommes frites 101
Pommes-frites-Diät 101, 105–115
Pommes frites, gefroren 102, 104
– ohne Fett 102
Problemzonen 39
Psychoanalyse 37
»Psycho-Drogen« 51, 52, 53
Psychopharmaka 33
Psycho-Programme 54–57

Radfahren 48
Reduktionsprogramme 9
Rheuma 16, 30

Salz 12, 103
Sättigung 49
Sättigungsgrad d. Kartoffel 21, 30
Sauerstoff 48, 120
Sauerstoffmangel 47, 48
Schadstoffe 13, 16
»Schaukel-Kuren« 23
Schilddrüse 34
Schilddrüsenfunktion 35
Schilddrüsenhormon 34
Schilddrüsen-Unterfunktion 34
Schlaftabletten 14
Schonkost 119, 120
– für Kranke 25
Schwangerschaft 60
Selbstbewußtsein 116
Selbstmordrate und Übergewicht 37
Selbstwertgefühl 119
Spazierengehen 47
Speisenfolge 50
Spurenelemente 103, 104
»Steak-Krankheit« 15
Stimmung 30
Stoffwechsel 32
Stoffwechselträgheit 32, 33
Streicheleinheiten 51
Streß 56

Tagesbedarf 12
Teint 30
Tennisspielen 48
Testergebnisse mit Kartoffeldiät 14, 20, 21, 58, 116, 117
Tiefkühl-Pommes-frites 102, 104
Tranquilizer 33

Übergewicht 22
–, Probleme durch 23, 34
– und Depressionen 51
Überversorgung mit tierischem Eiweiß 15

Verdauungsprozeß 48, 49, 50
Verstopfungen 14
Versuchungen 44
Versuchungen meistern 36–59
Vitamine 15, 106
Vitaminmangel 15, 16
Vollwertkost 31
Vorbereitung auf die Kartoffel-Diät 22–28
Vorbereitungskur 33
Vorräte 44

Wasser 104
Wasserausscheidung 13, 104, 106
Wasserspeicherung im Körper 13
Wasserverlust 19
Wiegen, tägliches 41
Willensstärke 52
Wohlbefinden 25
Wohlstand 17
Wunderkuren 9
Würzen 106

Zubereitung der Mahlzeiten 58, 59
Zuckerkrankheit 16

Rezeptregister

Allerlei mit Bratkartoffeln 78
Apfel-Kartoffeln 81
Aprikosenknödel 71

Bircher-Benner-Kartoffeln mit Salat 75
Biersuppe mit Kartoffelmehl 124
Böhmische Dalkerln 132
Bratkartoffeln mit Allerlei 78
Bunte Kartoffelsuppe 65
Bunter Kartoffelsalat 78, 95
Buttermilchkartoffeln 129

Champignon-Kartoffeln 77
Chicorée, gedünsteter, mit Petersilienkartoffeln 75
Curry-Kartoffel-Ragout 72

Dalkerln, böhmische 132
Dampfnudeln aus Kartoffeln 128
- aus Kartoffeln mit weißem Käse 128

Englische Kartoffeltorte 134
Erbsenpüree mit Salat 70
Erdäpfel-Gulasch 84

Fenchelcremesuppe 95
Florentiner Kartoffel 73
Französische Kartoffelsuppe 124

Gebackene Kartoffelklöße 126
Gedünsteter Chicorée mit Petersilienkartoffeln 75
Gefüllte Kartoffeln 125
- Kartoffelpuffer 68
- Kartoffelrollen 128
- Paprika 67
- Paprikaschoten 79
Gemüse-Labskaus mit Spiegelei 85
Gemüse-Stew 80
Griechische Pellkartoffeln 95

Hamburger Kartoffelsuppe 124
Herbsttopf 80

Indisches Kartoffelpüree 126
Italienischer Kartoffelsalat 127

Kalte Kartoffelcremesuppe-Vichyssoise 93
Kaltes Kartoffel-Ratatouille 91
Kalte spanische Tortilla 92
Karottenklöße mit Gemüse 67
Kartoffelapfelkeulchen 129
Kartoffelauflauf mit Äpfeln 130
- mit Obstfüllung 129
- mit Speck 129
Kartoffelbällchen oder böhmische Dalkerln 132
Kartoffelbrot 133
Kartoffel-Chowder 91
Kartoffelcremesuppe, kalte 93
Kartoffel, Florentiner 73
Kartoffel-Gemüse-Püree und Salat 77
Kartoffelgulasch 74
Kartoffelklöße, gebackene 126
- in Tomatensauce 84
Kartoffelknödel mit Apfelrotkraut 66
- mit Champignonsoße 69
- mit Schinken 126
Kartoffelkrapfen 130
Kartoffel-Lauchsuppe 98
Kartoffelmacronen 133
Kartoffelmaultaschen 131
Kartoffel-Müsli mit Joghurt 94

Kartoffeln, gefüllte 125
- mit frischen Kräutern 64
- mit Majoransauce 125
- mit Quark 64
- mit saurer Sahne 125
-, Szegediner 76
Kartoffelobstpudding 133
Kartoffelplätzchen mit Kohlrabi 70
-, ungarische 79
Kartoffel-Porree-Suppe 95
Kartoffelpüree Florentiner Art 89
-, indisches
- mit Ananas-Sauerkraut 82
- mit buntem Gemüse 86
- mit Lauch 90
- mit Möhren 88
- mit Spargel 88
- mit Steinpilzen 89
Kartoffelpüree Prinzeß 87
Kartoffelpüree-Salat 93
Kartoffelpudding 126
Kartoffelpuffer, gefüllte 68
- mit Apfelkompott 76
- mit Blattspinat 71
Kartoffel-Ratatouille, kaltes 71
Kartoffelrollen, gefüllte 128
Kartoffelsalat, bunter 78, 95
-, italienischer 127
Kartoffelschnitzel 129
Kartoffel-Spargelsuppe 100
Kartoffelstrudel mit Milch 130
Kartoffelsuppe 73
-, bunte 65
-, französische 124
-, Hamburger 124
- mit Blattspinat 68
- mit gebackener Leber 124
- mit Möhren 100
Kartoffelsuppe Prinzeß 99
Kartoffelsuppe »Provence« 66, 99
Kartoffeltaschen, süße 132
Kartoffel-Tomaten-Salat 92
Kartoffeltorte 133
-, englische 134
-, Linzer 135
- nach Wienerart 135
Knödel in Paprikasoße 65
Kräuterkartoffel mit Salat 74

Linzer Kartoffeltorte 135

Majoransuppe 97

Paprika, gefüllte 67
Paprika-Kartoffelsuppe 69
Paprikaschoten, gefüllte 79
Pellkartoffeln auf Champignon-Püree 81
- auf Szegediner-Kraut 83
-, griechische 95
- mit Currygemüse 85
- mit Gemüse 82
- mit Kräuter-Schinken-Quark 91
- mit Quark und Schinken 72
Pommes frites mit Apfelkompott 109
- mit Apfelrotkraut 111
- mit Champignonsoße 114
- mit Hackfleisch 114
- mit Kohlrabigemüse 112
- mit Krabben 111
- mit Paprikasoße und Kopfsalat 113
- mit Roquefort-Soße 115
- mit Steinpilzen 110
- mit Tomaten-Bohnengemüse 113
- mit Tomatensoße und Gurken 115
- und Blattspinat 109
- und Fenchel-Radieschensalat 110
Püree mit Gurke und Tomatensalat 90

Russische Soljanka 93

Sauerkrautsalat 96
Soljanka, russische 93
Süße Kartoffeltaschen 132
Szegediner Kartoffeln 76

Tomaten-Kartoffelcreme 93
Tortilla, spanische 92

Ungarische Kartoffelplätzchen 79

Vichyssoise 93

Wirsing-Gratin 83